栄養士・管理栄養士のための
細菌性食中毒学

九州栄養福祉大学客員教授
東筑紫短期大学非常勤講師
医学博士 栗山敦治

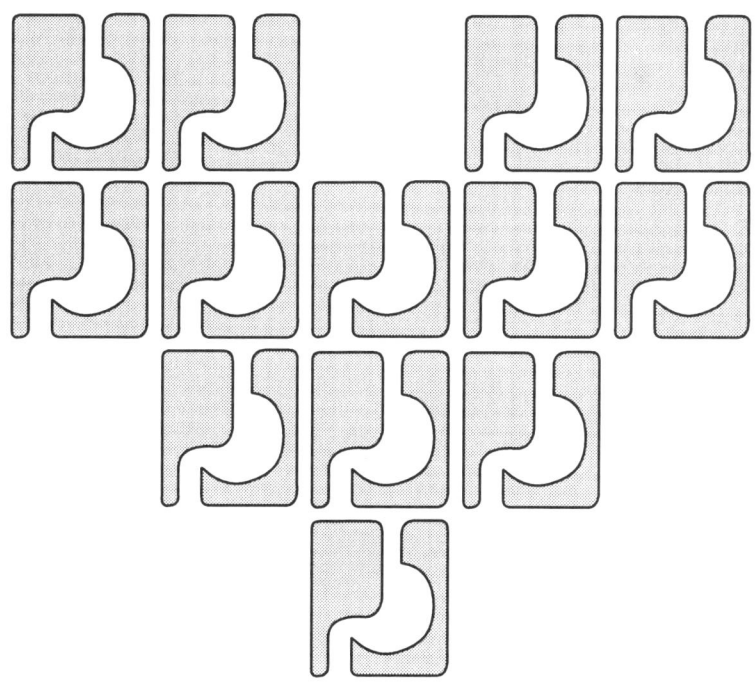

株式会社 新興医学出版社

序

　人は生きるために食べなければならない。食べることを通して健康を維持しなければならない。その結果，栄養学が進歩してきた。

　世界一裕福な国，日本では食物は安全なものと考えがちであるが，私たちが毎日食べている食物に無菌的なものはない。これらの食物に付着している微生物はほとんど非病原性のもので，なかには腸管内で消化を助けて人に有益な作用をしているものもある。

　安全であろうと考え，調理し，提供した食物が，ある日突然に食中毒を発生させる。たとえ，食物が病原微生物に汚染されていたとしても，肉眼的に見ることはできない。細菌培養と言う専門的な検査を行なわない限り，食前に食物の汚染を予知することは困難である。

　平成8年5月（1996年），長閑かな岡山県の町に始まった腸管出血性大腸菌O157による集団食中毒はさらに拡大し，堺市では学童6,000名を超える学校給食による集団食中毒となり，日本中を恐怖のどん底に陥れた。

　この姿の見えない敵に対処する手立てがあるのだろうか。

　食物は加熱調理すれば安全と考えがちであるが，毒素型食中毒の原因菌のブドウ球菌などでは加熱によって食中毒を防ぐことはできない。たとえ，注意して調理したとしても，たった1個の腸炎ビブリオが食物に付着すると2時間半後には食中毒の危険性をはらんでいる。また，食材は汚染されていることを前提に調理しなければならない。以上のように食中毒菌の特性をよく知っていれば，食中毒の発生の予知と予防になると考えている。

　栄養士・管理栄養士になろうとする学生は食中毒の知識を持つ必要がある。これらの学生はもちろんのこと保健・衛生に携わる方々に少しでもお役にたてば幸いである。

平成13年5月5日

栗山　敦治

目　次

　序

第1章　はじめに ……………………………………………………………………1

第2章　食中毒の現状 ………………………………………………………………2
　　1．食中毒発生の最近の動向 …………………………………………………2
　　2．プライマリ・ケアにおける食中毒の現状 ………………………………3

第3章　細菌性食中毒菌と食材 ……………………………………………………6

第4章　食中毒症の臨床 ……………………………………………………………8
　　1．食中毒の定義 ………………………………………………………………8
　　2．食中毒の分類 ………………………………………………………………8
　　3．法定伝染病 …………………………………………………………………10

第5章　細菌の科学 …………………………………………………………………12
　　1．細菌の増殖能力 ……………………………………………………………12
　　2．芽胞 …………………………………………………………………………13
　　3．免疫 …………………………………………………………………………14
　　4．細菌の感染様式 ……………………………………………………………14
　　5．抗生物質と耐性菌 …………………………………………………………17

第6章　病原菌の毒素 ………………………………………………………………18
　　1．単純毒素と複合毒素 ………………………………………………………18
　　2．細胞毒 ………………………………………………………………………19
　　3．神経毒 ………………………………………………………………………19
　　4．腸管毒 ………………………………………………………………………20
　　5．内毒素 ………………………………………………………………………20

第7章　食中毒菌が産生する毒素 ……………………………………21
　1．コレラエンテロトキシン ……………………………………21
　2．耐熱性エンテロトキシン ……………………………………22
　3．易熱性エンテロトキシン ……………………………………23
　4．耐熱性溶血毒 …………………………………………………23
　5．ブドウ球菌エンテロトキシン ………………………………24
　6．ベロ毒素．……………………………………………………25

第8章　感染型食中毒 ………………………………………………26
　1．下痢原性大腸菌 ………………………………………………26
　2．腸管出血性大腸菌 ……………………………………………27
　3．腸炎ビブリオ …………………………………………………29
　4．カンピロバクター ……………………………………………31
　5．ビブリオ・コレレ non O 1
　　　ナグビブリオ ………………………………………………32
　6．ビブリオ・ミミカス …………………………………………34
　7．ビブリオ・フルビアーリス …………………………………34
　8．エロモナス・ヒドロフィラ
　　　エロモナス・ソブリア ……………………………………35
　9．プレシオモナス・ジゲロイデス ……………………………36
　10．セレウス菌 ……………………………………………………36
　11．ウェルシュ菌 …………………………………………………38
　12．サルモネラ ……………………………………………………40
　13．エルシニア・エンテロコリチカ ……………………………42

第9章　毒素型食中毒 ………………………………………………44
　1．ボツリヌス菌 …………………………………………………44
　2．ブドウ球菌 ……………………………………………………46

第10章　食中毒に関連する知識 ……………………………………49
　1．食中毒の新しい概念 …………………………………………49
　2．腸内細菌叢 ……………………………………………………49

3．O 157 と常在菌 …………………………………………………………………50
4．O 抗原，H 抗原 …………………………………………………………………51
5．細菌に感染するウイルス …………………………………………………………52
6．卵の汚染と不潔の効用 ……………………………………………………………54
7．レセプター …………………………………………………………………………55
8．食中毒における疫学調査の重要性 ………………………………………………56
9．HACCP（ハセップ）………………………………………………………………57

第1章 はじめに

　いつの時代でも，また，どこの国でもそうであるように，何か大事件が発生しないかぎり注目されないものである。

　昭和11年5月10日（1936年），静岡県立浜松第一中学校の大福餅中毒事件が発生した。この大事件は運動会後に配られた大福餅を食べて発生したサルモネラ食中毒で，患者総数約2,200名，死者44名で細菌性食中毒事件としては世界最高記録らしい。

　これを契機として，ヨーロッパの先進国の食中毒細菌学の知識がわが国の医学界に初めて取り入れられるようになった[1]。

　O157については，平成2年10月（1990年）の浦和市の園児集団食中毒事件後，京都大学微生物学教室竹田美文教授が［たかが下痢と言う意識を捨てるべきである］と警告したにもかかわらず，平成8年5月28日（1996年）岡山県の小さな町に始まったO157食中毒は堺市へと大集団食中毒の発生を許してしまった。この恐怖のどん底に陥れた食中毒事件も忘れ去れようとしているが，食中毒はまったく減少していない。

　ヒトが生きるために食べる食品にまったく無菌的なものはなく，食品が腸管感染原因菌に汚染されていたとしても，細菌培養と言う難しい専門的な検査で調べないかぎり，食べる前に予知することはできない。

　食中毒に関する正しい知識をもつことが食中毒発生の予防・予知になる。食中毒学を学ぶことは栄養士・管理栄養士になるための必須条件と考えられる。

第 2 章　食中毒の現状

　わが国の食中毒発生は食品衛生法にしたがって届出義務があり，それによって全国集計がされている。したがって，全国食中毒統計表からわが国の食中毒の発生の全体像を知ることができる。しかし，これは医師が届け出たものだけに限られているので，わが国の正確な発生数とは言えない。

　わが国で言う細菌性食中毒はむしろ行政用語で，原因物質の入った食品を食べて数人以上の集団発生した場合をいい，散発例は含まれていない。したがって，届け出されたものは食中毒の一部とも考えられる。

　筆者は昭和57年（1982年）より15年間にわたり，急性下痢を主訴として受診した患者の便の細菌培養を実施しプライマリ・ケアにおける食中毒の発生状況を追求してきた。その実績の一部を提示するので，小さい診療所においても食中毒がいかに多く発生しているかを理解して頂きたい。

1．食中毒発生の最近の動向

　わが国の食中毒の年間発生数は，1950年～1954年の平均事件数は1,248.6件で，患者数は21,484.8人，死亡者数285人であった。1991年～1995年の平均では，事件数683.6件，患者数31,459.4人，死亡者数5.8人であった。1996年以降は事件数は年ごとに増加し，1998年には2,613件となり，患者数は4万人を超えるようになっている。

　1996年は腸管出血性大腸菌O157による全国的大流行をきたした年であり，これを契機として事件数，患者数，死亡者数は増加している。最近の傾向として，1件当たりの患者数が多く規模が大型化している（表1）。

　40年前に比べて，あらゆる面で国民生活は向上し医療や社会環境の整備などが進歩した上に，食品衛生行政の成果が著しいと言われながら，食中毒は全く減少していない。発生場所で，注目しなければならないことは，学校，病院，老人ホーム，社員食堂などの集団給食施設で大規模に食中毒が発生している。発生事件数の高い施設は学校について病院である[2]。

表 1　わが国における年次別食中毒発生数の推移

年	事件数	患者数	罹患率（人口10万対）	死者数
1950〜54 平均	1,248.6	21,484.8	25.0	285
1991〜95 平均	683.6	31,459.4	31.3	5.8
1996	1,217	43,935	34.9	15
1997	1,960	39,989	31.7	8
1998	2,613	44,053	34.9	7

引用文献2）より引用

2．プライマリ・ケアにおける食中毒の現状

　ホテルで行なわれた懇親会に出席した。夜中からはげしい下痢をきたしたが私自身飲酒後によく下痢をするので，また，例の下痢がはじまったかと気にも止めなかった。下痢は止まらず脱水のため全身倦怠感が強く輸液を続けながら診療していた。3日後，友人から食中毒にかかっていないかと言う電話を受けるまで，自分自身が食中毒にかかっているなど疑いもしなかった。

　この事件以来，下痢を訴えてくる患者の便の細菌培養検査をすることにした。

　急性下痢症は日常しばしば遭遇する症状の1つであり，その原因は多岐多彩にわたるにもかかわらず，安易に抗菌剤や整腸剤を投与されている場合が多い。筆者が食中毒にかかって以来，急性下痢症の便の細菌培養を実施し，3年ごとにまとめて発表してきた。食中毒の発生頻度は9.7%，7.2%，8.3%，8.2%，9.8%であった。検出された大腸菌については，下痢原性大腸菌かどうかの確認試験は実施できなかったが，1996年6月より腸管出血性大腸菌O157の培養同定試験のみを実施してきたが陽性例は経験していない[3]。

　1）急性下痢症における食中毒の現状

　1993年1月から1995年12月までの3年間に急性下痢症を主訴として来院した患者は887例であった。食中毒症は73例で食中毒菌は75株が検出された。カンピロバクター22株，エロモナス・ヒドロフィラ15株，サルモネラ14株，エロモナス・ソブリア10株，腸炎ビブリオ10例，ビブリオ・フルビアーリス3株，エルシニア・エンテロコリチカ1株，プレシオモナス・シゲロイデス1株，赤痢菌1株であった。ビブリオ・フルビアーリス3株のうち，単独で検出されたのは1例のみであった（表2）。

　急性下痢症887例の食中毒発生率は8.2%（73例）であった。

　食中毒は1年を通じて発生しているが，季節的には6月から9月の暑い時期に集中して発

表2　急性下痢症から検出された食中毒菌

検出食中毒菌	性別		月別検出数											
	男	女	1	2	3	4	5	6	7	8	9	10	11	12
Campylobacter jejuni	12	10	1	1	1		1	6	4	2	3	3		
Aeromonas hydrophila	6	9			1	3		3	1	3	2		1	1
Salmonella sp.	6	5							1	1	3	2		4
Aeromonas sobria	6	4		1		3		1	3	1	1			
Vibrio parahaemolyticus	5	5							3	3	4			
Vibrio fluvialis	1	2						1		1			1	
Yersinia enterocolitica	0	1												1
Vibrio cholerae non O1	0	1									1			
Plesiomonas shigelloides	1	0									1			
Shigella sonnei	0	1								1				
合　　計	37	38	1	2	2	6	1	11	12	12	15	5	2	6

73例75株（1993年1月～1995年12月）．

表3　急性下痢症から検出された食中毒菌

検出食中毒菌	病原菌検出数		
	男性	女性	合計
Vibrio parahaemolyticus	11	18	29
Campylobacter jejuni	13	10	23
Aeromonas hydrophila	10	10	20
Salmonella sp	7	8	15
Aeromonas sobria	8	3	11
Plesiomonas shigelloides	2	1	3
Vibrio cholerae non O1	1	0	1
Vibrio fluvialis	0	1	1
Yersinia enterocolitica	0	1	1
合　　計	52	52	104

101例，104株（1996年1月～1998年12月）

生していた（**表2**）。海外渡航歴のない73歳の女性に赤痢菌が検出された。またコレラ菌と形態や生化学性状の区別のつかないビブリオ・コレレ non O1（ナグ・ビブリオ）が検出されたことは食材のグローバル化を意味している。

　1996年1月から1998年12月までの3年間の急性下痢症1,024例の内，食中毒は101例で発生率は9.8％で前回と同様の食中毒菌が検出された（**表3**）。

　2）消化性潰瘍と食中毒

　この中に，ビブリオ・コレレ non O1とサルモネラとの混合感染があった。65歳の男性

で，以前より十二指腸潰瘍で通院していた。久しぶりに来院してきた。潰瘍ができたので薬がほしいと言うので，オメプラール（PPI）を14日分投薬した。2週間ほどして来院してきた。いかがでしたかと聞くと，下痢が止まらず体がきついと言い，イエローカードをもっていた。外国に行ってきたのですかと尋ねると，インドネシアに旅行してきたと言う。早速に便の細菌培養をしたところ，上記の食中毒菌の混合感染であった。

　胃のなかには塩酸が分泌されている。これは食物を消化するためのもので0.1規定の塩酸そのものである。したがって，胃の酸性環境は微生物の生存を許さない厳しいもので，食物と一緒に食べられた大多数の細菌は胃の中で死んでしまう。この塩酸は胃粘膜細胞の中の壁細胞から分泌される。この細胞には，塩酸分泌のスイッチが3つある。消化性潰瘍（胃潰瘍，十二指腸潰瘍）治療薬であるタガメットは3つの中の1つのスイッチをブロックするが，オメプラールは3つのスイッチに関係なく壁細胞から塩酸が胃内に流出する出口をふさいでしまう作用がある。オメプラールを服用することは胃切除を受けたと全く同様の状態となるわけである。したがって，消化性潰瘍治療薬を飲みながら発展途上国を旅行するときは食中毒に注意する必要がある。

　昔から，胃切除を受けた人はコレラにかかりやすく，重症化することが多いと言われている。ビブリオ・コレレ non O 1 はコレラ菌（ビブリオ・コレレ O 1）の親戚で，輸入冷凍魚介類から高頻度に検出されるので注意する必要がある。

＜ coffee break ＞

・消化管の解剖生理

　消化管は体の中にあっても外側になる。

　口から入った食物は食道から胃で，ある程度消化がすすみ，強い胃酸によって，タンパク質が消化される。病原菌はこの強い胃酸によって大部分のものは殺菌される。

　胃を通過して十二指腸にくると，膵液，胆汁，腸液が分泌されていて消化が進み，アルカリ性となる。小腸の口側約5分の2にあたる空腸には絨毛があり表面積を広くし，また，消化酵素の活性も高く消化・吸収の中心となっている。

　回腸は，小腸の肛門側約5分の3で，バイエル板や腸特有の免疫組織が発達していて，入り込んだ病原菌を捕らえて病気になるのを防いでいる。大腸に入る前に回盲弁があり，大腸へと続く。盲腸，上行結腸，横行結腸，下行結腸，直腸となる。大腸の長さは約1.5mほどあるが，上部で水と電解質が吸収され，下部で便が作られる。

第3章　細菌性食中毒菌と食材

　細菌性食中毒の発生原因は，あらかじめ食材が汚染されているためである。したがって，細菌性食中毒を予防するには食材が汚染されていることを前提に調理する必要がある。加熱できる料理を選び，調理したものはできるだけ早く食べることで，保存には厳重な注意が必要である。

　食中毒には特異的な感染源がある。O 157 は牛肉や生野菜，サルモネラは卵や肉，カンピロバクターは鶏肉，腸炎ビブリオやコレラは海産魚介類，ブドウ球菌はヒトの皮膚や鼻，セレウス菌は野菜である（**表4**）。イカ珍味という乾燥イカ菓子により全国的に発生した食中毒は周知の事実である。これは，サルモネラ・オラニエンブルグと言う食中毒菌が原因であった。サルモネラの感染源は卵や肉でイカにいるわけがない。イカ珍味にサルモネラがくっついたのは製造工程で人間が感染させたことによるものである[4]。

　このようなに二次感染を除いては細菌性食中毒菌の汚染されている食材・調理品は大体きまっている。

　食品に混入している細菌については，細菌培養検査以外に知ることができないので食中毒菌，食材，食品についての知識をもって調理する必要がある（**表5**）。

表4　食材と汚染・定着する食中毒菌

腸管出血性大腸菌 O 157	牛肉，豚肉，生野菜
サルモネラ	鶏卵，牛肉，牛乳
カンピロバクター	鶏肉，牛肉，牛乳
腸炎ビブリオ	海産魚介類
セレウス菌	野菜
ブドウ球菌	ヒトの皮膚，鼻
ボツリヌス菌	ハム，ソーセージ

表5　食中毒症と感染源・原因食品

	感染源・原因食品	予　防　法
腸管出血性大腸菌 O157	人畜便で汚染された水，牛肉，豚肉 人から人への二次感染	●食肉の加熱は中まで十分に　●調理場の衛生環境の保持 ●手洗いは怠らない
サルモネラ	鶏卵，卵製品，食肉（牛，豚，鶏），牛乳，乳製品　●ペット（イヌ，ネコ，カメなど）	食肉の調理に十分な加熱が必要　●卵は低温保存，料理では十分加熱　卵・乳製品は調理後時間をおかない ネズミ・ゴキブリの駆除　ペットの糞は要注意
腸炎ビブリオ	なまの魚介類，さしみ，にぎりずし 幕の内，漬物	●夏の魚介類は低温保存を確かめて口にすること ●調理器具を介しての二次感染に注意
カンピロバクター	●鶏肉，牛肉，豚肉，牛乳　●ペット糞便に汚染された飲料水	鶏肉料理は十分な加熱を　●鶏肉を扱う時の汚染に注意　汚染飲料水に注意
ウエルシュ菌	野菜・魚介類・獣肉などの加工品，スープ	●加熱した食品であっても安心はできない ●調理後なるべく早く食べる
黄色ブドウ球菌	●おにぎり，いなりずし，巻きずし，幕の内 ●乳製品（アイスクリームなど），ケーキ	●手に傷・あかぎれのある人は調理時に特別の注意を●調理後の食べ物はなるべく早めに食べる 毒素型で，しかも毒素は耐熱性のため熱しても意味がない
エルシニア菌	豚肉，野菜　●ペット	●冷蔵庫保存を過信しない　●豚肉，牛肉の汚染に注意 ●ペットからの感染に注意
セレウス菌	おにぎり，巻きずし，チャーハン，焼きそば，スパゲッティ	●調理品は早めに食べる　●残り物は冷蔵庫に
ボツリヌス菌	ハム，ソーセージ　●真空パック・缶詰食品　いずし　●輸入オリーブの塩漬け	●真空パック・缶詰であっても安心はできない 用心のため80℃，10分以上の加熱は，毒素を壊すのにきわめて効果的　●乳児へのハチミツは厳禁

第4章　食中毒症の臨床

1．食中毒の定義

　病原微生物，有毒な化学物質，有毒な成分を含む食品や飲料水を摂取した結果，下痢，腹痛，頭痛，発熱，嘔吐などの急性胃腸炎症状を呈する健康障害を食中毒と定義している。ただし，経口伝染病はその特徴から食中毒と区別している。

　［食品衛生法］の施行規則第26条にある食中毒の注釈は「食品，添加物，器具，容器，包装または乳児の健康を害するおそれのあるおもちゃに起因した中毒」となっている。したがって，わが国で言う食中毒はむしろ行政用語で「この中毒が単発でなく集団で起きたもの」を指している。

　赤痢，腸チフス，パラチフスなどは発症する菌量がきわめて少なく，ヒトからヒトへの伝染がおもで，重篤であるところから，法定伝染病として区別されているが，広く腸管感染症である。細菌性食中毒と同様に食品を介して感染する。したがって，食中毒原因菌との考えをもつ必要がある。

　1997年には，小型球形ウイルスが食品を介して集団発生する胃腸炎の原因であることが判明したことから食中毒原因病原体として取り扱われるようになった（厚生省衛食第155号，1997年5月30日）。最近では，ウイルス性食中毒として注目されるようになった。

　このように，従来の食中毒原因菌による集団発生といった固定概念でなく，食品や水を介しての集団発生を広くとらえるようにすべきである。さらに，クリプトスポリジウムやサイクロスポラのような原虫による集団発生も見られることから病原体を幅広く捉えて食中毒を考えることが必要になってきた。

2．食中毒の分類

　食品に何らかの原因物質が含まれていて，これを食べることによって起こる病気はきわめて多い。

　「自然毒によるもの」，「化学物質によるもの」，「細菌が原因となるもの」の3つに分類さ

表6　食中毒の分類

自然毒	動物性 植物性	有毒魚介類（フグなど），貝毒（アサリ，イシナギ，バイなど） 毒きのこ，毒草（トリカブト，ドクセリなど）
化学物質		メタノール，農薬，殺虫・殺鼠剤
細菌性食中毒	感染型食中毒原因菌 　　組織侵入型	サルモネラ 細胞侵入性大腸菌 エルシニア・エンテロコリチカ
	感染毒素型	ナグ・ビブリオ（ビブリオ・コレレ non O 1） ビブリオ・ミミカス ビブリオ・フルビアーリス エロモナス・ヒドロフィラ エロモナス・ソブリア 毒素原性大腸菌 病原性大腸菌 腸管出血性大腸菌 ウエルシュ菌 カンピロバクター 腸炎ビブリオ プレジオモナス・シゲロイデス
	生体外毒素型	ボツリヌス菌 ブドウ球菌
	混合型	セレウス菌
その他	ウイルス性 寄生虫性	小型球形ウイルス，ロタウイルス，アストロウイルス カリシウイルス クリプトスポリジウム

れる。最近では，ウイルスや寄生虫によって食中毒症状を呈する病気も食中毒原因病原体として取り扱われるようになった（**表6**）。

1) 自然毒

自然毒には，植物性自然毒と動物性自然毒がある。植物性のものとして，トリカブト，毒きのこなどがあり，動物性のものとして，ふぐ毒，アサリなどがある。

2) 化学毒

農薬や殺鼠剤の誤飲がこの範疇に入る。犯罪性のものはこれに入れない。

3) 細菌性食中毒

食中毒の90％以上が細菌性食中毒である。暑い夏期をピークに発生している。

細菌性食中毒は，毒素型と感染型に大別され混合型が少数ある。

毒素型食中毒には，ブドウ球菌とボツリヌス菌がある。この型の食中毒は生きた菌を食べることによって食中毒になるのではなく，食品の中で増殖した菌が産生した毒素を食べることによって起こるのである。生体外（食品内）毒素型と表現すると理解しやすい。食べる前に加熱すると菌は死滅するが菌の産生した毒素は熱に耐えて食品内に残るため，食中毒を起

表7 発症に必要な菌数

腸チフス	10〜1000	$<10^1〜10^3>$
赤痢	10〜1万	$<10^1〜10^4>$
コレラ	1万〜100万	$<10^4〜10^6>$
食中毒	10万〜1億	$<10^5〜10^8>$

こす。毒素を直接食べるため症状が早く現われてくる。

感染型食中毒は生きたままの食中毒菌を食べることによって起こる。最も多い型の食中毒である。これには，感染毒素型と組織侵入型の2つの型がある。

感染毒素型は生きた菌が侵入し腸管内に定着・増殖してここで菌が毒素を作り腸管細胞を攻撃する。一方，組織侵入型は菌が直接に腸管細胞内に侵入して障害を起こす。これには，サルモネラ，組織侵入型大腸菌，エルシニア・エンテロコリチカがある。

混合型食中毒にはセレウス菌がある。嘔吐型と下痢型があり嘔吐型は嘔吐毒によるもので，下痢型はセレウス菌が腸管内で増殖して腸管毒（エンテロトキシン）を産生して病気を起こす。

4）その他

食中毒原因菌以外にも集団発生する胃腸炎がみられるようになった。ウイルスや原虫を含めたものを幅広く捉えて食中毒と言う必要がある。

ウイルス性食中毒として，小型球形ウイルス（Small round structured virus），ロタウイルス，カリシウイルスなどがある。

寄生虫性食中毒として，クリプトスポリジウムと言う原虫による急性胃腸炎がある。

3．法定伝染病

わが国では，経口感染する感染症を「伝染病」と「食中毒」に分けている。従来から，食中毒原因菌とした取り扱われている菌は感染に必要な菌量が100万〜1億と非常に多く，ヒトからヒトへの感染が非常にまれである。なかには，菌による感染でなく食品の中に菌が作った毒素を食べると起こるボツリヌス菌やブドウ球菌による食中毒がある。これらの食中毒は「食品衛生法」で取り扱われている。これに対し，「伝染病予防法」で取り扱われる経口感染症の赤痢などは感染に必要な菌量が非常に少なく，10個から100個以内と考えられている（表7）。

感染に要する菌がこれほど少ないと，患者や保菌者の糞便中の菌が何らかのルートで多く

の場合は患者あるいは保菌者の手を介してほかのヒトに感染する危険性が高くなる。厚生省は腸管出血性大腸菌O 157を食中毒原因菌としていたが，遅ればせながら1996年に「伝染病予防法による指定伝染病」に指定した。

　本来，感染菌量の少ない経口感染症には患者の周辺に多数の不顕性感染が存在するのは当然である。たとえば，コレラの場合，一人の患者の周辺の不顕性感染者は5～6人とも10人とも言われている。

　コレラ，赤痢，腸チフス，パラチフスなどの法定伝染病も食中毒も広く腸管感染症と呼ばれている。これらの腸管感染症にかかっている患者や保菌者は便1 gに100万個以上の大量の菌を排泄している。排便後肛門を拭く場合，ある程度の枚数がないと毛細管現象で手に糞便が付着する。この汚れた手で他人に接したり食品を調理したりすると，あたかもヒトからヒトに伝播していくように周囲に広がっていくことになる。食中毒予防のために手洗いの消毒が強調されるのはこの理由からである。

─────< coffee　break >─────

・なぜ抗生物質をのむと下痢するのか？　　大腸粘膜細胞は大腸内の細菌が作っている「酪酸」という酸を吸収して，そのまま大腸が自前のエネルギーとして利用している。もちろん，大腸に分布している血管からくる血液からのブドウ糖などをエネルギーとして利用していることは当然である。

　　大腸の粘膜細胞にとって酪酸は貴重なエネルギー源で，これがないとエネルギー不足となり，ナトリウムや水の吸収がうまくできなくなる。抗生物質をのむと下痢を起こしやすくなるが，これは，抗生物質の作用で大腸内の細菌が減少してしまい，「酪酸」ができなくなるため，水分の吸収ができなくことによる。

第5章　細菌の科学

　細菌はヒトを構成している一般の細胞と基本的には同じである。細菌以外のほとんどの生物の細胞は細胞膜に包まれ，その中にDNAが折り畳まれて染色体を形成している。染色体は核膜に包まれている。これらの細胞を真核細胞と呼んでいる。これに対して，細菌は核はなくDNAが裸のまま1つの塊として存在している。この塊を核様体といい，このような細胞を原核細胞と呼んでいる。

　真核細胞の中には，エネルギー工場であるミトコンドリアや蛋白質を製造する小胞体などのさまざまな複雑な細胞内小器官が存在する。細菌にはこのような細胞小器官は存在しない。細菌は細胞膜の外側に細胞壁があり，中に核様体とリボソームなどの顆粒をもっているが細菌はこの細胞壁の違いから大きく2つに分類されている。1884年，デンマークの研究者のグラムによって考案された分類法である。細菌を2種類の色素で染め，紫色に染色される細菌をグラム陽性菌といい，ブドウ球菌，連鎖球菌，結核菌などがある。ピンク色に染まる菌がグラム陰性菌で，大腸菌，赤痢菌などがある。この違いは細胞を取り巻く膜の構造の違いによるものである（図1）。

　グラム陽性菌は，内側から薄い細胞膜，ペプチドグリカンと言う物質からできた層と外側にタイコ酸と多糖類の層とからなる厚い細胞壁がある。グラム陰性菌は細胞膜，薄いペプチドグリカンの層をもち，その外側に薄い外膜がある。つまり，グラム陽性菌は薄い下着に分厚いコートを着ており，グラム陰性菌は薄い下着と薄いコートの上に雨合羽を羽織っていると思えば理解しやすい。

　このグラム染色による細菌の分類は細菌の構造の違いとともに，宿主の防御反応や抗生物質に対する感受性の差をも知ることができる。

1．細菌の増殖能力

　細菌は条件がよければ，すばらしい速さで増殖する。コレラ菌や大腸菌などは20分〜30分に1回分裂する。仮に1時間に2回分裂するとすれば，30分ごとに2倍になる。したがって，1個の細菌が1時間後に4個となり，2時間後のは $4 \times 4 = 16$，3時間後のは $16 \times 4 = 64$ となる。この調子でいくと24時間後のは，100兆となる。さまざまな要因があ

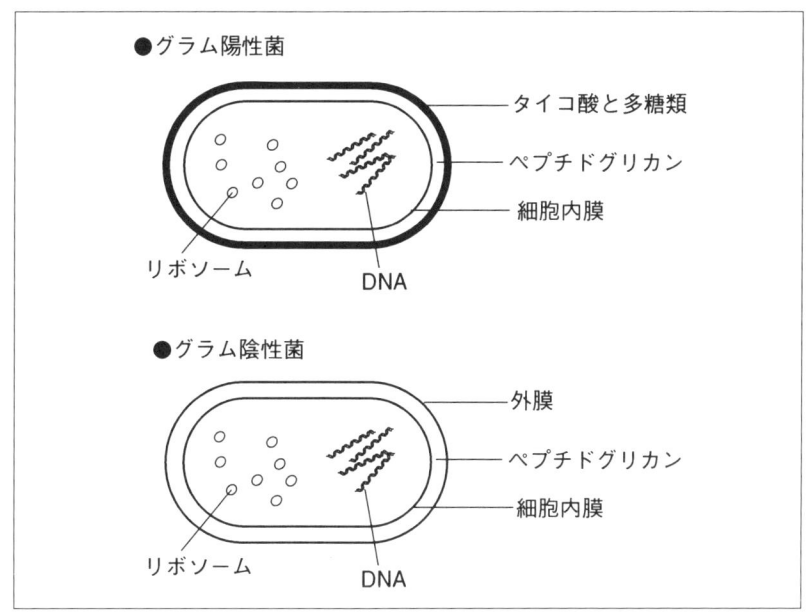

図1　原核細胞（細菌）の模式図

リ，このような増殖はしないが，食中毒を発病しない程度の菌に汚染されていても時間がたてば十分に食中毒を発病する菌量になる。なかでも，腸炎ビブリオの増殖力は抜群で7.5分～8.0分に1回分裂する。食品に1個付着していれば2時間半後には食中毒を起こす菌量となる。夏期に腸炎ビブリオ食中毒が多発するのはこのような理由からである。

　食中毒の発病には多量の菌量を必要とすると言われているが，細菌の大きさは1～5 μm程度（1；マイクロメーター＝1/1,000 mm）で耳掻き半分くらいで大体1 mgである[5]。この中に約1億～10億の菌がいることになる。したがって，きわめて少量のため眼に見える量ではないので，手に付着しても認識できないことが多い。

　食中毒の予防には手洗いが必要であることを理解できるものと思う。

2．芽　胞

　細菌は生存に不利な環境条件になると，芽胞と言う植物の種のような状態となり，生活環境が良くなるまで，そのままの状態で生き続ける。熱に対する抵抗性が強く，調理の加熱程度では死滅しない。逆に加熱の刺激（ヒートショック）で発芽して増殖をはじめ，栄養型と

なり暖かい食品の中で急速に増殖して食中毒をおこすことになる。栄養型は熱に弱く加熱によって死滅させることができる。

芽胞をもつ細菌の殺菌方法として，一度調理したものをしばらく放置して食べる時は必ず再加熱する必要がある[6]。

3．免　疫

人体は外敵（病原菌など）の侵入から身を守るさまざまな防衛システムを備えている。まず，外敵は体の表面のバリアー（防壁）を突破しなければならない。皮膚は丈夫にできていて簡単には侵入できない，体の中にあって外界と接している消化器管や呼吸器管などの表面は粘液に覆われており，その上に消化液，粘液が分泌されている。とくに，胃酸は食物を消化すると同時に食物と一緒に入ってきた細菌を殺してしまう強力なバリアーになっている。呼吸器管には粘液があり微生物は繊毛の運動によって痰とともに排泄される。

一方，皮膚や腸管内に常在する約100兆の細菌はそれ自体が人体にとって異物であるが常在菌叢を作っていて外来菌の定着・増殖を防いでいる。

これらのバリアーを突破してきた外敵は補体，リゾチーム，インターフェロンなどの物質によって分解されたり，マクロファージなどの食細胞に食べられてしまう。このような防御機能は誰でも生まれつき備わっているもので，自然免疫と呼んでいる。

この自然免疫のバリアーを突破する強力な毒性のある病原菌やウイルスには免疫細胞群の獲得免疫系が働くことになる。獲得免疫には大きく分けて液性免疫と細胞免疫がある。体に侵入してきた外敵が細菌の場合は液性免疫の抗体（B細胞が担当）が働き，ウイルスの場合は細胞免疫系のキラーT細胞が対処すると単純化すると理解しやすい。獲得免疫の特徴は一度出会った病原微生物の特徴を記憶していて再度侵入してきた時には，直ちに処理してしまう。

はしかに二度かからないのはこの「記憶性」によるものである。

4．細菌の感染様式

ヒトは病原微生物に囲まれて生活をしているが簡単には病気にならない。何故だろうか。人体には外敵から身を守るしくみ「免疫」があるためである。細菌がヒトに感染するには，

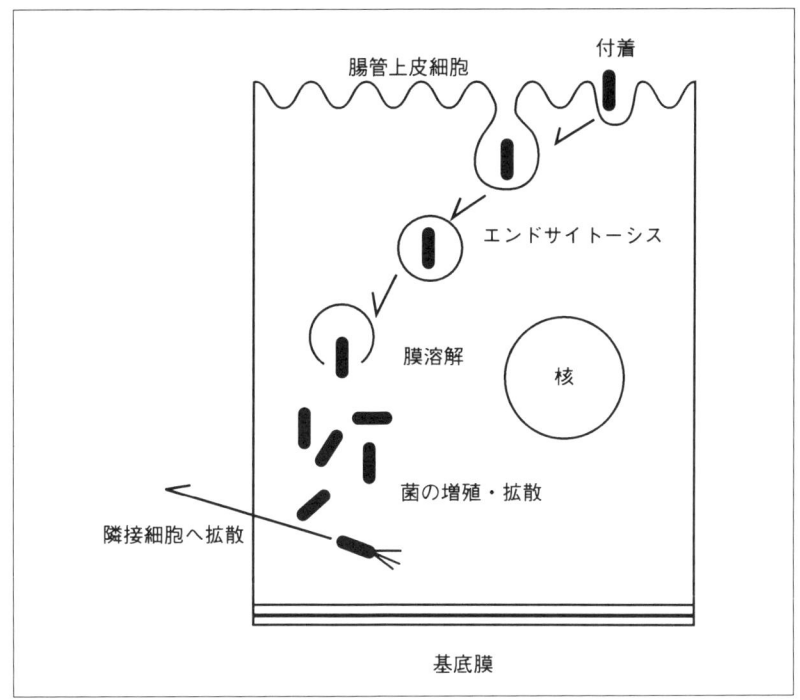

図2　赤痢菌の上皮細胞への侵入

このような体の防御システムを排除して細菌が細胞や組織に付着しなければならない。

細菌が「付着」し，そこで細菌が増殖し感染が成立することを「定着」と言う。

食中毒症が発病するには細菌が腸管粘膜に付着・定着しなければならない。腸粘膜表面には大量の粘液があり，腸内常在菌がいる。コレラ菌やカンピロバクターなどには，鞭毛があり，鞭毛運動により粘膜上皮の粘液に入り込み付着する。また，付着を容易にするため毒素を産生する菌もある。

粘膜上皮表面に菌が定着し，毒素や酵素の作用によってヒト（宿主）に病気を起こす場合を上皮細胞外寄生と言う。菌自体は細胞に入ることはなく，細胞内に入るのは菌が産生したものだけである。コレラがその典型である。また，毒素や酵素が組織を破壊して菌が組織内に侵入する場合もある。ブドウ球菌，化膿連鎖球菌，肺炎連鎖球菌などがこれに入る。

菌が上皮組織に侵入し，さらに基底膜をこえて侵入する場合，エンドサイトーシス，エキソサイトーシスという巧妙な方法をとる。菌が上皮細胞表面に付着し，誘導エンドサイトーシスを起こす。これは菌が内外逆転した上皮細胞の膜に囲まれて，細胞内に侵入し直ぐに膜を破って宿主細胞質内に逃げ出し，そこで増殖する。さらに，隣接する細胞へ侵入していく[7]。この方法をとるのは赤痢菌である（図2）。

サルモネラ，エルシニアやナイセリアでは，誘導エンドサイトーシスで上皮細胞内に侵入

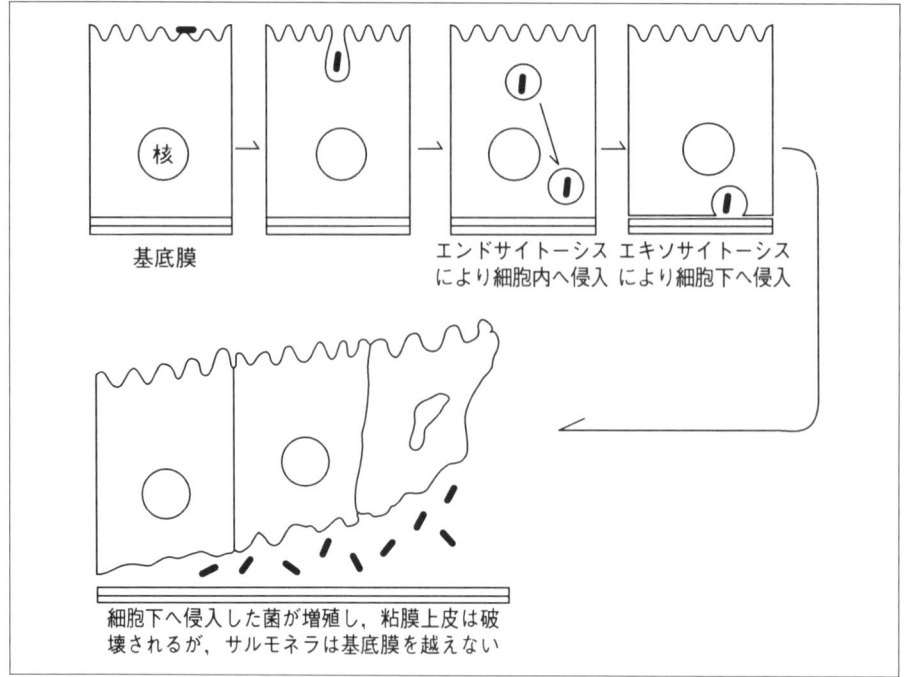

図3　エンドサイトーシスとエキソサイトーシス

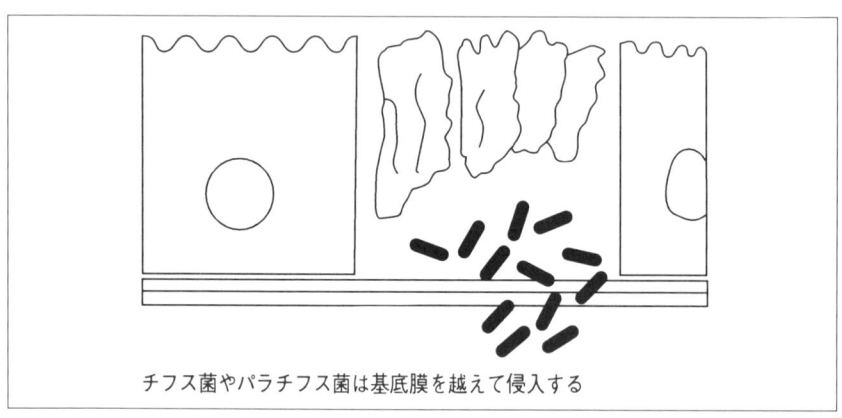

図4　チフス菌・パラチフス菌の侵入

するが直ぐに基底膜に接してエキソサイトーシスによって上皮細胞下に出る[7]。基底膜に達した細菌はここで増殖する（図3）。

　サルモネラ属菌には，多数の血清型が存在する。この中の病原性のある菌が病気を起こす。ヒトに全身性感染を引き起こすものを，チフス菌，パラチフス菌といい，その他のサルモネラ菌はヒトに急性胃腸炎である食中毒を起こす原因菌となっている。サルモネラ菌では基底膜上で増殖した菌が上皮細胞を破壊することはあっても，基底膜下に菌が侵入することはなく臨床的には食中毒か胃腸炎ですんでしまう。チフス菌，パラチフス菌は基底膜を越え

て組織内に侵入する（図4）。チフス菌は小腸粘膜上皮を越えて腸間膜リンパ節に入り，マクロファージに食菌される。食菌されてもマクロファージの中で増殖する。いわゆる細胞内寄生菌である。マクロファージに食べられた菌は肝臓，脾臓に運ばれて菌血症になる。さらに，肝臓，脾臓，腸間膜リンパ節の中でも菌が増殖する。菌量が増えると血中に遊離されて第二次の敗血症となる。臨床的には，40°Cの高熱が続き，胆嚢，腎臓に菌が侵入し腸粘膜へ再侵入し腸出血や腸穿孔を起こし，時には死に至る[8]。

5．抗生物質と耐性菌

　医学の進歩やその清潔志向による抗生物質や消毒剤の乱用によって細菌の生きる環境が変化してきた。細菌はこれに抵抗し生き残りをかけ，自分自身の遺伝子を変えるか，他の細菌から遺伝子をもってきて，環境に適応できるように変身している。

　細菌は自分が生きている環境に抗生物質があると，抗生物質に抵抗できるように変身する性質をもっている。細菌は単細胞であるから短期間に突然変異と選択が常に起こっており，これが薬剤耐性の出現をもたらしている。

　実験的に耐性菌を作る場合，プラスミドによるものであれば，Rプラスミド（薬剤耐性）と交配させればよいし，ゲノム（DNA）のものであれば抗生物質のもとで培養すれば数日で耐性菌ができる。細菌は変わり身が早いため，新しい抗生物質ができて使用し続けると直ぐに耐性菌が出現してくる。

　面白いことに，細菌は獲得した新しい能力を発揮できない環境になると菌集団は元の性質にもどるという現象がみられる[9]。つまり，抗生物質がなければ薬剤耐性と言う能力を発揮する必要がないために，元の感受性菌にもどるわけである。したがって，抗生物質を使用する時は短期間に終了することが大切である。

第6章　病原菌の毒素

　病原菌はヒトに病気を起こす毒素を産生する。毒素とは菌が産生するタンパク質でヒトの細胞にきわめて有毒である。その毒素が外部に放出されるかどうかによって「外毒素」と「内毒素」に分けられている。

　外毒素は菌体外毒素とも言われ，細菌が菌体外に毒素を分泌する。外毒素を産生するのはほとんどグラム陽性菌で一部のグラム陰性菌がある。その作用によって，神経毒，腸管毒と細胞毒に分類されている。主なものに，ボツリヌス毒素，破傷風毒素，ジフテリア毒素，コレラ毒素などがある。

　外毒素はエクソトキシンとも言われ，タンパク質からなり，多くは酵素で熱に弱い。また，外毒素は作られると菌体外に分泌されるものと細胞が自己融解しないと放出されないものがある。前者はコレラ菌やジフテリア菌で，後者にはボツリヌス菌や破傷風菌がある[10]。

　内毒素は菌体内毒素ともエンドトキシンとも言われている。グラム陰性菌の細胞外膜の成分の1つで，脂質と糖がくっついたリポ多糖類である。菌が分裂する時や破壊された時にリポ多糖類が菌細胞の中から出てくる。このリポ多糖類が内毒素であり，もともと菌を構成している成分であるが，これがヒトの細胞に有害な作用をする。

　内毒素はもともとヒトの細胞を攻撃するために作られたものではない。たまたま菌細胞を構成する成分がヒトの細胞にとって毒になると言うことである[10]。

1．単純毒素と複合毒素

　外毒素は分子構造から，単純毒素と複合毒素に分類される。

　単純毒素は1つのペプチド（2個以上のアミノ酸がペプチド結合したもの）だけからなる。これには，細胞膜に作用する細胞毒や溶血毒がある。

　複合毒素は2つの別々の機能をもったペプチド部分からなっている。1つは毒性をもった「サブユニットA」と，もう1つは細胞のレセプターと結合する「サブユニットB」からなっている。レセプターとは細胞の部位のことで，ここに特異的な化学物質が作用する。

　サブユニットAとサブユニットBが最初から別々に作られる毒素と最初1つのペプチドが作られて，後に2つの部分に切れてサブユニットAとサブユニットBに分かれる毒素が

ある。前者がコレラ毒素で，後者にはボツリヌス毒素，破傷風毒素がある[10]。

2．細胞毒

　外毒素はその作用により，細胞毒，神経毒，腸管毒に分類されている。

　細胞毒とは細胞膜に作用して障害・破壊する毒素である。ブドウ球菌の産生するβ毒素やウェルシュ菌の毒素は細胞膜を作っているリン脂質を分解する毒素である。「ストレプトリジンO」は分子量65,000前後の溶血毒で細胞膜に存在するコレステロールと結合してリング状の孔をあけることで細胞を破壊する[10]。

3．神経毒

　神経毒は外毒素の1つでボツリヌス菌毒素や破傷風菌毒素がある。

　破傷風菌は神経毒の「テタノスパスミン」と溶血毒の「テタノリジン」の2つの毒素を作っている。破傷風の特異的な症状の原因はテタノスパスミンによるものである。テタノスパスミンは生きた破傷風菌から分泌されるものではなく，菌が死んで自己融解によって菌体外に放出される。

　動物の筋肉は収縮を促進する神経と抑制する神経があり，両方の神経の間の調和によってスムーズな収縮と伸展がなされている。

　破傷風毒素は主に筋肉の収縮を抑制している神経の働きをブロックするため筋肉が異常収縮を起こす。最後には全身性の強直性痙攣がおきて呼吸ができなくなって死亡する。

　ボツリヌス毒素は破傷風のテタノスパスミンとよく似た神経毒である。抗原の違いからA～Gの7つのタイプに分類されていて，米国ではA型，ヨーロッパではB型，わが国ではE型が多い。

　ボツリヌス毒素はテタノスパスミンと同様の生きた菌体から分泌されないで，菌が死んでから起こる自己融解によって放出される。放出された毒素はリンパ管から血液に入り，全身の神経と筋肉の接合部分（神経・筋接合部）や神経と神経が連絡する部分（シナプス）に達し，神経の興奮を伝えるアセチルコリンの遊離を抑制する。

　アセチルコリンの遊離が抑制されると，筋肉の弛緩・麻痺が起こる。この点では，破傷風菌のテタノスパスミンが運動神経を亢進させて強直性痙攣が起こるのとは全く異なってい

る。したがって，ボツリヌス食中毒と破傷風の症状は全く違っている。

4．腸管毒

外毒素の1つで，腸の毒と言う意味から腸管毒ともエンテロトキシンとも呼ばれている。コレラ菌，毒素原性大腸菌，ブドウ球菌などの毒素がある。

5．内毒素

内毒素は菌体内毒素とも，エンドトキシンとも言われている。内毒素は菌の細胞壁の構成成分であるリポ多糖類で，これがヒトの細胞に毒性を発揮するものである。

外毒素はタンパク質のため抗原性をもっているので，抗毒素と言う抗体が作られるが内毒素はリポ多糖類のため抗原性が弱く，抗体ができにくい。リポ多糖類のため耐熱性と言って熱に強い。

毒性は外毒素に比べて弱いが，グラム陰性菌の感染によって放出される内毒素は高熱，悪寒，血圧低下，白血球増多などを引き起こし，時には，毒素が多量に出て敗血症，ショックなどを起こして死亡することがある。

< coffee break >

・**高脂血症は本当に体に悪いのか**　O157などでは抵抗力の弱い小児や高齢者に集中して死者がでることが多い。一般に，これらの人びとはコレステロールや中性脂肪が低いためと考えられている。

　Gb3と言う糖脂質は細菌が出す毒素を中和する働きをもっている。コレステロールや中性脂肪はGb3に近い物質である。

　母乳の中には，コレステロールや中性脂肪が多く，また，太っている人もこれらの脂質が多いので，O157などの感染症に強いとされている。一方，高脂血症は心筋梗塞や脳梗塞の原因となるので注意が必要であるが，コレステロールは非常に大切なもので，ほどほどの血中濃度が必要である。

第7章　食中毒菌が産生する毒素

　細菌性食中毒は，感染型と毒素型に大きく分けられている。

　毒素型食中毒は食中毒菌が食品内に産生した毒素を食べることによって発病するので，因果関係がはっきりしている。

　感染型食中毒が発病するには，食べられた細菌が腸管に定着し，そこで増殖する必要がある。細菌が腸管に定着しようとすると，体は生体の防御機構を総動員して侵入してきた病原菌を排除しようとする。まず，好中球やマクロファージなどの食細胞の食菌作用で抵抗する。続いて，免疫系のB細胞による液性免疫，T細胞による細胞免疫で病原菌を排除しようとする。

　これらの抵抗を排除して腸管壁に定着した病原菌はさらに腸管壁に侵入しようとすると強い抵抗に遭遇するため，ここで毒素を産生して生体を攻撃する。この食中毒を感染型の中の感染毒素型と言う。したがって，感染毒素型の菌はさまざまの毒素を産生するものが多い。感染型にはこの他に組織侵入型と言って腸管壁に直接侵入するものもある（**表6**）。

1．コレラエンテロトキシン（Cholera toxin：CT）

　コレラは下痢に始まり，下痢に終わると言われている。下痢を起こすのは菌そのものではなくコレラ菌が産生する毒素（CT）が原因である。したがって，コレラの産生した毒素だけを飲めば下痢を起こすことになるがCTは胃酸に弱く大部分胃の中で毒素の活性がなくなってしまう。実際の臨床の場では大量のコレラ毒素が入った食品や飲料水があることはないと思う。

　コレラが発病するには，コレラ菌が口から入って小腸粘膜に定着して，ここでコレラ毒素を産生して下痢が起こるわけである。

　コレラの大量の水様性下痢については，口から入ったコレラ菌のうち胃を通過して生き残ったものが，小腸に達し上皮細胞内や組織内に侵入せず，小腸粘膜上皮に定着して旺盛に増殖しCTを産生する。

　CTの構造は毒性のある1個のサブユニットAと宿主細胞（ヒトの腸管上皮細胞）と結合する5〜6個のサブユニットBからなっている。CTはまず細胞膜に存在するレセプターで

あるGM₁ガングリオシドにサブユニットBが結合し，サブユニットAが細胞内に入り cyclic AMPの濃度を上昇させる結果，本来ならば吸収されるべきNa⁺，Cl⁻など電解質が水分とともに腸管腔内に分泌され，大量の水様性下痢をきたすことになる。コレラ菌は上皮細胞外寄生菌であるため腸粘膜に損傷をきたさない[11]。

一般の消化管感染症にみられるような下痢とコレラの下痢は異なった病態である。一般の細菌性腸炎では嘔吐に始まり発熱もみられるが，コレラでは始めから下痢が起こり，発病の初期には発熱はみられない。嘔吐は下痢が始まってしばらくしてから起こる。大量の下痢のため脱水となり，アチドーシスとなる。これを是正するために胃酸を体外に出すことによって体液のpHを補正するために嘔吐が起こるとされている。

2．耐熱性エンテロトキシン

毒素原性大腸菌が産生する毒素に易熱性エンテロトキシン（heat-labile enterotoxin：LT）のほかに，100℃，30分加熱しても活性のなくならない耐熱性エンテロトキシン（heat-stable enterotoxin：ST）がある。この2つの毒素は全く異なる毒素である。STの中にはいくつかの種類があり，その1つのST$_a$（ST1）がヒトの下痢原因毒素である。この毒素は熱に強いばかりでなく，酸やアルカリにも抵抗性をもっている。また，抗体ができにくい特徴がある。

細菌の中には，染色体があり，細菌の生存に必須なものであるが，この他に染色体に比べて小さな遺伝子が存在する。これ自体は細菌の存在に必須ではない遺伝情報をもっている。

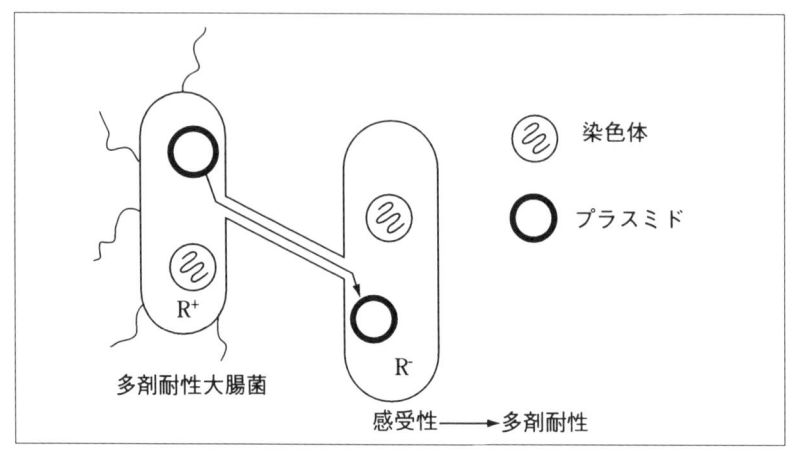

図5　細菌間の接合によるRプラスミドの伝達

これをプラスミドと言う。

　プラスミドは宿主菌に線毛という特別な装置を作らせ，接合という形でほかの菌に移ることができる。プラスミドはわかりやすくいうと染色体を小型にしたようなもので細菌それ自体の存在に必須なものではないが，抗菌剤に対する耐性の遺伝子をもつものがあり，細菌同志の接合によって耐性遺伝子（Rプラスミド）を伝達するものがある（図5）。

　コレラ毒素（CT）の遺伝子は染色体上にあり，移ってゆくことはできないが，LTやSTの遺伝子はプラスミドにあるため接合という方法で菌から菌へと渡り歩くことができる[12]。

　毒性のない大腸菌をLTやSTを産生する大腸菌と一諸に培養すると，この毒素をもったプラスミドが移って毒性をもった大腸菌となる。この現象は大腸菌に限らず，ほかの菌でも起こる。この他に，毒性のない菌が毒素産生菌になるのにウイルスがその役割をすることがある。この細菌に感染するウイルスをファージまたはバクテリオファージと呼んでいる。

　ベロ毒素産生性大腸菌は堺市の学童集団食中毒事件で有名になったO 157と思えば理解しやすい。この菌はもともと大腸菌が変化してベロ毒素（Verotoxin：VT）を産生するようになったものである。この原因はファージである。

　ベロ毒素を産生する構造遺伝子をもったファージが大腸菌に感染して，ベロ毒素を産生するようになったものである[13]。これを一般にファージ変換と言う。

　志賀赤痢菌の志賀毒素とベロ毒素は同じ毒素であることから，志賀赤痢菌と大腸菌との間にファージ変換が起こり，ベロ毒素をもったベロ毒素産生性大腸菌が誕生した可能性がある。

3．易熱性エンテロトキシン

　大腸菌は一般にヒトに無害であるが，大腸菌の中にはヒトに病原性をもつものがある。これを「下痢原性大腸菌」と呼んでいる。この内，毒素原性大腸菌はコレラ菌と同じような毒素を産生して下痢を起こす。毒素原性大腸菌が産生する毒素には，60℃，10分の加熱で毒素の活性がなくなってしまう易熱性エンテロトキシン（LT）と100℃，30分の加熱でも活性を失なわない耐熱性エンテロトキシン（ST）の2種類がある。

　LTもコレラ毒素と同様の構造をしており，基本的には同じ方法で生体に作用すると考えられている[14]。大腸菌が，コレラ菌がもっているコレラ毒素遺伝子を獲得した結果，病原性をもった大腸菌である毒素原性大腸菌が誕生したものと考えられている。

　最近の毒素遺伝子の研究から，いろいろの菌との間で遺伝子が移ることが明らかにされて

いる。CTに似た毒素を産生する菌は大腸菌の他, サルモネラ, ビブリオ・ミミクス, エロモナス・ヒドロフィラ, カンピロバクターがなどある。

LTの下痢の仕組みはCTと同様で, CTがcyclic AMPの濃度を上昇させるため, 本来吸収されるべき電解質が水分とともに腸管内に分泌されるためにはげしい下痢が起こる。

4. 耐熱性溶血毒

食中毒を起こす細菌は下痢と直接関係のあるエンテロトキシン (腸管毒) 以外にさまざまな毒素を産生する。その中に溶血毒がある。

溶血毒は赤血球に作用して溶血を引き起こすためにつけられた名称である。最近では, 赤血球以外の細胞をも破壊することから細胞溶解毒とも呼ばれている。

ウェルシュ菌, セレウス菌, 腸炎ビブリオなどの食中毒菌が耐性溶血毒を産生する。

腸炎ビブリオは血液加寒天培地でヒトまたはウサギの赤血球を溶血させる菌とさせない菌がある。この現象を発見した神奈川県衛生研究所にちなんで「神奈川現象」と呼ばれている。腸炎ビブリオ患者の便から主として神奈川現象陽性菌 (耐熱性溶血毒) が検出されるが, 海水や魚介類から分離される菌は神奈川現象陰性菌つまり溶血活性がない菌である。

この毒素は, サブユニットAとサブユニットBからなる蛋白性毒素であるが熱に安定であり, 100℃, 10分の加熱にも耐えて活性を失わない。

耐熱性溶血毒は, いろいろな生物活性をもっている。溶血活性の特徴として, 過剰の赤血球が存在していても少量の毒素ですべての赤血球が溶血する。細胞毒性として, マウスの心筋細胞を培養している培地に低濃度の毒素を作用させると心筋細胞の拍動が停止し, 高濃度では細胞の変性壊死が起こる。また, 腸炎ビブリオ食中毒で粘血便がみられるのは耐熱性溶血毒の細胞毒性が腸粘膜を破壊するためと考えられている。腸炎ビブリオ食中毒患者の血圧を測定すると, 患者の約10％に血圧低下が認められることや時に腹痛, 下痢, 嘔吐, 発熱の急性胃腸炎症状にとどまらず, 虚脱, チアノーゼなど重篤の症状が現われ死に至ることがある[15]。

5. ブドウ球菌エンテロトキシン

黄色ブドウ球菌は菌体外に酵素や毒素を産生する。これらが急性胃腸炎の原因となってい

る。その中で，食中毒の原因物質が黄色ブドウ球菌エンテロトキシンである。最近，院内感染の原因菌としてMRSA（methicillin-resistant staphylococcus aureus）が有名であるが，これも黄色ブドウ球菌で多くの抗菌剤に耐性をもったブドウ球菌のことである。

普通，黄色ブドウ球菌は鼻孔の粘膜にいて，健康なヒトの半数から検出される常在菌である。皮膚などに傷があると，そこで増殖する。この種の菌が食中毒を起こす。

食中毒を起こす原因物質は黄色ブドウ球菌エンテロトキシンである。このエンテロトキシンはブドウ球菌が食品中で増殖する時に産生される菌体外毒素である。単純蛋白毒素で消化管などの臓器にあるレセプターと毒素が結合しこの部分に分布している迷走神経や交感神経を介して，嘔吐中枢を刺激して嘔気・嘔吐を引き起こす。

毒素の入った食品を食べると1～5時間後に悪心・嘔吐が現われる。2～3日で治癒する。この毒素は強い耐熱性を示し，100℃，30分の加熱でも活性はなくならない。嘔吐以外にも下痢をきたすことがある。この下痢の原因は食品中のブドウ球菌より産生されるエンテロトキシン以外の溶血毒やその他の菌体外毒素が関与していると言われている[16]。

エンテロトキシンは抗原性の違いから，A，B，C，D，E，F型に分類される。その内でA型による食中毒が最も多い。F型はタンポンなどが原因として起こるトキシンショック症候群の原因物質である。

6．ベロ毒素

腸管出血性大腸菌の特徴はベロ毒素（Verotoxin：VT）を産生することで，出血性大腸炎，溶血性尿毒症症候群，脳症の原因毒素である。

ベロ毒素は分子量約8万の蛋白毒で，比較的熱に強く60℃，10分の加熱では活性は失われない。完全に活性化を失うには80℃，10分の加熱が必要である。ベロ毒素が破傷風毒素，ボツリヌス毒素，志賀毒素とともに最も強い致死活性をもっている毒素である。

ベロ毒素はサブユニットAとサブユニットBからなる。まず，サブユニットBが宿主の細胞膜に結合する。すると，エンドサイトーシスでベロ毒素が細胞の中に取り込まれ，取り込まれたベロ毒素はAとBに解離し，その内Aが腸上皮細胞の蛋白合成を阻害する。

ベロ毒素は大きく2つに分けられ，VT1とVT2と呼ばれている。VT1は志賀赤痢菌が産生する志賀毒素とアミノ酸配列が同一であり，それぞれの毒素をコードする遺伝子の塩基配列もほとんど同じである。一方，VT2は志賀毒素のアミノ酸および遺伝子の塩基配列と約55％の相同性がある。VT1，VT2ともにバリアントがそれぞれ数種類あると言われている[17]。

ベロ毒素は志賀毒素と同一性ないし相同性から志賀毒素様毒素と呼ばれている。

第8章　感染型食中毒

細菌性食中毒の種類は**表6**（9頁）に示すとおりである。

感染型と毒素型に大別される。感染型は感染毒素型と組織侵入型に分類される。

感染毒素型は生きた食中毒菌が食べられて、腸管内で定着・増殖して病気を起こしたり、菌によってはそこで毒素を分泌して病気を起こすものもある。一方、組織侵入型は菌が直接に腸管細胞に侵入して病気を起こすものである。ここでは、感染型食中毒について解説する。

1．下痢原性大腸菌

大腸菌はヒトの大腸の常在菌で、本来はヒトに無害であるばかりでなく、消化活動を助けるなど健康の維持に欠かせない役割をしている細菌である。

ある種の大腸菌が乳幼児の下痢の原因となることが1923年に報告された。その後、1940年半ばに英国の乳児院で大腸菌による集団下痢症が続発した。この大腸菌は特定の血清型に属することがわかり、「病原性大腸菌」と名付けられた。主症状は下痢と腹痛でサルモネラ腸炎に似ている。

1960年後半になって、大腸菌による下痢が一様でないことがわかってきた。

血便など赤痢と似た症状を起こす大腸菌があることがわかり、赤痢と同じように細胞や組織に侵入する大腸菌であった。この大腸菌を「組織侵入性大腸菌」（細胞侵入性大腸菌）と名付けられた。

1956年、インドのカルカッタでコレラによく似た大腸菌が発見された。伝染病院の入院患者の下痢便を検査していた医師が下痢便の中にコレラ菌が全く発見されない代わりに、普通コレラ患者の便に見られない大腸菌が無数いるのに気付いた。この大腸菌を調べてみると、驚いたことに、コレラ菌が作るコレラ毒素と非常によく似た毒素を作っていることがわかった。これを「毒素原性大腸菌」と名付けられた[18]。東南アジアなどへの旅行者の下痢の20～30％は毒素原性大腸菌が原因菌とされており、旅行者下痢症と言われている。

下痢を起こす大腸菌として、第4番目に発見されたのが有名な「O157」が属している「腸管出血性大腸菌」で、1982年に初めて発見された。以上の4種類のほかに、下痢を起こ

す5番目の大腸菌として「腸管凝集性大腸菌」（腸管付着性大腸菌）が発見されたが，わが国ではまだ報告されていない。

　以上述べた5種類の下痢を起こす大腸菌を総称して「下痢原性大腸菌」と呼ぶことになっているが，わが国の行政用語として「病原性大腸菌」を下痢を起こす大腸菌の総称として使用している場合が多い。

　マスコミが「病原性大腸菌O157」と報じているが，正確には「腸管出血性大腸菌O157」である。

　最初に発見された病原性大腸菌と区別するために正しい呼び名に改めるべきである。

2．腸管出血性大腸菌

　1982年2月5日から3月15日のかけて，米国西部のオレゴン州で，血便とはげしい腹痛を主症状とする26名の食中毒患者が発生した。8歳から76歳の19名が入院した。その内の4名の下痢便から，*E.coli* O157：H7が分離された。疫学調査から，あるファミリーレストランのハンバーグが原因と推定された。

　E.coli O157：H7は，その当時までに下痢原性大腸菌として報告されていた病原性大腸菌，組織侵入性大腸菌，毒素原性大腸菌のどれにも属さない新しい種類の下痢原性大腸菌であることが判明し，腸管出血性大腸菌と名付けられた。

　この集団食中毒をきっかけにして，アメリカでもカナダでも続々と報告されるようになった。

　わが国では，1984年5月から6月にかけて東京都内で発生した。100名の児童が下痢，腹痛，発熱を訴え，原因菌の血清型はO157でなくO145であった。溶血性尿毒症症候群の併発もなく死者もなかった。

　1986年6月，松山市で腸管出血性大腸菌の感染による最初の犠牲者がでた。その後，1990年10月，浦和市の幼稚園で発生した集団食中毒は入院患者31名で，2名が溶血性尿毒症症候群で死亡した。原因菌は*E.coli* O157でベロ毒素を産生するものと発表された。

　腸管出血性大腸菌の感染の重大さを認識していたのは一部の医師や研究者だけで，一般の臨床の場では全く注目されなかった。

　1996年5月28日，岡山県の小さな町で腸管出血性大腸菌O157による集団食中毒が発生し2人が死亡するという痛ましい結果となった。7月には大阪府の堺市で児童6,000名以上の集団食中毒が発生し国中を恐怖のどん底におとしいれた。

1）症　状

症状は，腹痛，下痢，血便である。典型例では出血性大腸炎が発現する。菌は赤痢菌や組織侵入性大腸菌のような組織侵入性をもたない。消化管に摂取され本菌は腸管上皮に定着・増殖し，局所でベロ毒素を産生し，産生された毒素は腸上皮細胞内に取り込まれる。取り込まれた毒素は細胞のタンパク合成を阻害し，腸上皮細胞が破壊され血便となる。時に，ベロ毒素が血液中に入り重篤な全身症状や溶血性尿毒症症候群などを合併する。

血便は少量からほとんど血液のみのものまである。腹痛が強く，悪心・嘔吐などがある。発熱は少ないとされているが，時に，悪寒・発熱などがあり，いわゆるかぜ症状を伴うことがあるので診断に注意が必要である。

以上のような，典型的な症状を呈する他に，軽症な下痢だけのものもあるし，保菌者もみられる。

2）合併症

合併症として，溶血性尿毒症症候群（hemolytic uremic syndrome：HUS）がある。一般には血便の数日後に発病することが多い。HUSは急性腎不全，血小板減少，細小血管性溶血性貧血を主症状とする症候群で，致死率は30～50％ときわめて高い。この合併症はベロ毒素が腸管上皮細胞の障害の時に血液に入り腎臓に達し，血管内皮細胞障害を引き起こすためとされている。HUSが発現されるかどうかは，感染菌量，ベロ毒素産生量，宿主（ヒト）側の抗毒素の有無，宿主の年齢や基礎疾患の有無などによると考えられている。

3）感染源

菌に汚染された飲食物を食べることによって感染する。本菌による集団食中毒の原因はすべて畜肉由来である。

腸管出血性大腸菌は牛の腸管内で増殖する。牛にとってもこの大腸菌は下痢の原因とはなるが，菌が腸管内で増殖しても何の症状もあらわれない。腸管出血性大腸菌の保菌動物は酪農場の畜牛であることは間違いはない。したがって，感染については食材が何らかの理由で，どの過程で牛の糞便に接触する可能性があるかどうかを調査する必要がある。また，感染したヒトからの感染も考えなければならない。同時に不顕性感染者あるいは保菌者も汚染源となるので十分調査する必要がある。

4）治　療

初期症状や出血性大腸炎の治療については，厚生省研究班（班長・竹田美文）の「1次・2次医療機関のためのO157感染症治療マニュアル」に記載されている。

下痢の治療には，一般的な安静，水分の補給をし，症状に応じて輸液を行なう。

止痢剤の使用は腸管内容物の腸管内停滞時間を延長し，毒素の吸収を助長する可能性があ

るので使用しないようにする。腹痛に対して使用するブスコパンなどの臭化ブチルスコポラミンも同様の作用があるので極力使用をさけなければならない。腹痛があまり強ければ，ソセゴン，ペンタジンなどを慎重に使用しなければならない。

　マニュアルは，抗生剤の使用については慎重でなければならないとされている。しかし，竹田美文先生自身は感染初期，とくに出血性大腸炎の典型症状が出る前は抗菌剤によって除菌することが基本であると述べている。感染初期の迅速診断がない現状では抗菌剤による除菌しか毒素産性菌を除菌し，腸管内からベロ毒素を減らす方法がないからである。症状が進行して出血性大腸炎が重症となったり，溶血性尿毒症症候群が発症してからの抗菌剤の使用については，理論的に抗菌剤の使用が腸管内の菌を殺菌し，一般的にベロ毒素が放出されることになるので慎重にすべきであるという意見がある。

　この時期にも腸管内で菌が増殖し続けベロ毒素を産生していると考えると，抗菌剤による除菌作用を無視することはできない。

　抗菌剤の使用期間は3～5日とし，抗菌剤を使用しない場合でも乳酸菌製剤などの生菌剤の投与がすすめられる[17]。

3．腸炎ビブリオ

　昭和25年10月21日（1950年），大阪で行商で売られていたシラス干しが原因で発生した食中毒で，患者数272名で死者20名を出した。その原因が腸炎ビブリオであることを，当時大阪大学微生物病研究所教授，藤野恒三郎博士によって発見された。わが国の研究者によって発見された唯一の食中毒菌である。

　1）生　態
　腸炎ビブリオはわが国で最も頻度の高い食中毒原因菌である。
　腸炎ビブリオは好塩性で3％前後の食塩を含む海水が増殖に最も適している。海水の温度が15℃を超えると海水中に増殖しはじめ，魚介類の汚染が進む。わが国では海産魚介類を生で食べる習慣があるため，腸炎ビブリオによる食中毒が圧倒的に多い。

　夏期に多発し，冬期にはあまり発生しない。生きている魚介類では，エラ，消化管，体表面にしか汚染されていないが，水揚げされて魚介類が死ぬと腸炎ビブリオは肉身まで侵入していく。

　腸炎ビブリオの増殖力は強力で，コレラや大腸菌などは20～30分に1回分裂増殖して行き10時間後には1個の菌が耳掻き1杯になるが，腸炎ビブリオの場合には7分30秒～8分

ごとに分裂増殖し，10時間後には10トントラックに3,600〜3,700台分まで増殖する計算になる。しかし，実際にはいろいろな条件があり，このようなことはない。

夏に，加熱して無菌的に調理した食品に1個の腸炎ビブリオが付着した場合でも2時間半後には食中毒を起こす菌量になる[19]。

2）臨床症状

原因食を食べてから発病するまでの潜伏期は4〜28時間で，短いほど重症な例が多い。これは食べた菌量によると考えられている。一般に急性胃腸炎として発症し，ほとんど全例に下痢がみられ，発熱，腹痛，嘔吐などを伴う。下痢は粘液便が多く，血便，粘血便がみられる。これは腸管上皮細胞の破壊によるものと考えられている。したがって，下痢便の中にタンパク質が多い[20]。

まれに，嗜眠，しびれ，虚脱，チアノーゼなどの重篤な症状を呈する例もある。時に心電図に異常が認められる場合がある。死亡例もあるので注意を要する。

3）病原因子－神奈川現象－

赤血球を入れた特殊な培地に腸炎ビブリオを培養すると，赤血球を溶かす菌と溶かさない菌があることがわかった。この現象を発見した神奈川県衛生研究所にちなんで「神奈川現象」と呼ばれている。腸炎ビブリオ感染者の下痢便からは98％は神奈川現象陽性（溶血活性をもつ菌）であるが，海水や魚介類など自然界からは99％が神奈川現象陰性（溶血活性をもたない菌）である。

神奈川現象陽性の腸炎ビブリオからは耐熱性溶血毒（TDH）が産生されていて，熱に強く，この耐熱性溶血毒が腸炎ビブリオの病原性と深くかかわっていると考えられている[21]。

1985年モルジブ共和国の旅行者から神奈川現象陰性の腸炎ビブリオが検出された。この菌から神奈川現象陽性原因物質であるTDHによく似た易熱性の蛋白毒素（TRH）が分離された。TDHもTRHもともに赤血球に対して強い溶血活性をもっている。

耐熱性溶血毒は溶血活性，細胞毒性，腸管毒性，致死活性をもっている。この毒素がヒトの腸管上皮細胞に作用して細胞毒性を発揮し，破壊して浸出液・血液などを腸管内に出すので粘血便となって現われてくる。また，致死活性は心筋細胞に作用して心拍動を停止させることが明らかとなっている[21,22]。

4）予　防

赤痢やO157では10個とか100個の菌を食べても発病するが，腸炎ビブリオでは10^7〜10^9個以上の多量の菌を食べないと発病しないとされている。これ以下の菌量では食べても胃酸にさらされて大部分は死んでしまうし，たとえ胃を通過したとしても腸内細菌叢のため菌の定着が阻止されて腸管外に便とともに排泄される。したがって，ほとんど発病しな

い。

　一般に，食中毒発生の予防は食品や食材の汚染を防止するとともに，たとえ汚染されたとしても，食中毒を発生する菌量にまで増殖させない処置をとることである。

　魚介類を消費者に届ける輸送・保存において腸炎ビブリオの増殖を抑えることが大切である。

　宮城県では，生鮮魚介類はすべて10℃以下に保存すること。鮮魚店には必ず冷蔵庫を備えて生鮮魚介類を10℃以下の陳列ケースに陳列すること。行商にも，工夫して魚介類を常に10℃に保つ。以上のことを，とくに，腸炎ビブリオ食中毒の予防策として奨励している。

　消費者の段階では，調理した食品の二次感染を予防するために手やまな板など調理器具の清浄に注意すること。食品での細菌の増殖を防止するため温度（低温あるいは高温）を管理すること。加工ずみの食品はできるだけ早く食べること。以上の注意をする必要がある[22]。

4．カンピロバクター

　カンピロバクターは少し変わった食中毒菌である。もともと，ニワトリ，ウシやブタの腸管内に常在する腸内細菌の1つで食肉を解体する時に食肉に付着する。屠殺直後のトリの体表面から約70％の高率で検出される。

　カンピロバクターは大気中の酸素濃度では増えることができない。トリ肉をそのまま室温に放置しておくと，菌は死んでしまう。しかし，鶏肉は冷凍・冷蔵して流通するものなので，菌は死なずに食堂や家庭に届けられる。

　カンピロバクターは熱や乾燥に弱く，熱を通した鶏肉が食中毒の原因になることはないが，火の通りが不十分な場合や包丁，まな板で生の食品が二次的に汚染された場合には食中毒を起こす。

　食中毒は夏に多く，食品が高い室温に置かれているとその中に菌が増殖し，多量の菌を食べることによって食中毒が起こるのが感染型食中毒の特徴である。しかし，カンピロバクターはちょっと変った食中毒で，摂取した菌量が少なくても腸管内で増殖して下痢など急性胃腸炎を起こす。

　1）カンピロバクター・ジェジュニー／コリー

　カンピロバクター属の中でヒトに下痢症を起こすものは，カンピロバクター・ジェジュニーとコリーの2種類があり，これらを区別せずにカンピロバクター・ジェジュニー／コリーとして取り扱われる場合が多い。ヒトと動物の共通の感染菌で，ニワトリ，ブタ，ウ

シ，ヒツジなどの家畜の腸に寄生している。また，イヌ，ネコ，小鳥などのペット類にも存在している。

前述したように，カンピロバクターは腸管内の常在菌なので動物の解体によって食肉が汚染される。中でも，鶏肉は高率に汚染されている。流通機構から考えて，鶏肉はカンピロバクターに汚染されているものと考えて調理しなければならない。また，鶏肉は1年中流通している関係上，1年を通してカンピロバクター食中毒は発生している。

調理の過程や冷蔵庫保存の時に，生のまま食べる野菜サラダやバーベキューの時の野菜など危険性が高い。筆者は，やき鳥を食べてカンピロバクター食中毒になった症例を多く経験している。これは，やき鳥に十分に火が通ってないことや調理人の手，包丁，まな板が汚染されていたことによると考えられている[23]。

2）症　状

潜伏期が2日～11日と長い。摂取した菌が少量でも腸管で増殖してから発症することも関係していると考えられている。そのため，カンピロバクター食中毒と診断した時点で，原因食品は廃棄されており，また，時間がたっていて何を食べたか記憶があいまいな場合が多いので原因を特定することはきわめて困難である。

症状は，頭痛，不快感に始まり発熱が時にみられる。その後，嘔気，腹痛から下痢となる。多くの場合は水様性下痢で時に粘液や血液が混じることがある。乳幼児に粘血便が多い。

一般に，症状は軽く，かぜ，インフルエンザと誤診する場合がある。便の細菌培養検査で判明して診断がついた時は，症状がおさまっている場合が多い。

3）ギラン・バレー症候群

消化管感染症は消化管に症状が限定されるとは限らない。胃腸炎を起こすカンピロバクターが意外に，ギラン・バレー症候群を引き起こすことがわかってきた。ギラン・バレー症候群の30～40％はカンピロバクターの感染者である。

発熱と胃腸症状などのかぜ症状の前駆症状の後，急性に手足の筋力の低下や手足の麻痺をきたす神経疾患である。細菌感染によって作られた抗体が神経細胞を攻撃するために発症すると考えられている[24]。

5．ビブリオ・コレレ non O 1
　　ナグビブリオ（NAG ビブリオ）

ビブリオ・コレレ non O 1 は1982年厚生省によって新しく指定された食中毒菌である。

もともとコレラ菌と親戚の菌で通常の形態学的生化学的性状はコレラ菌と区別できない。

O(オー)抗原とは，細菌の細胞表面にもっている菌体抗原で糖鎖（リポ多糖類）のことである。この糖鎖の構造がコレラ菌のものと異なっている。したがって，O1(オーワン)コレラ血清で凝集しない（non agglutinable：非凝集性）ことからNAGビブリオと呼ばれていることが多いが，学術的にはナグビブリオの名称はあまり使用されていない。

コレラ菌ははげしい下痢をきたす法定伝染病であることはよく知られている。ナグビブリオはコレラ菌と親戚でビブリオ・コレレと言う種に属している。

1) 疫　学

ナグビブリオはコレラの常在する地方の海や河川はもちろんであるが，わが国の海岸地帯，とくに河川口付近の淡水と海水が混じり合った水域に多くみつかっている。また，海外から輸入される魚介類に数多くのナグビブリオが付着している。したがって，これらに汚染された食品を食べて発病する。

2) 臨床症状

ナグビブリオはコレラと親戚とも言える食中毒菌で主症状は下痢である。はげしい水様性下痢がみられるがコレラの下痢と違って粘液便や粘血便になることがある。コレラにみられない発熱が40〜70％の頻度にみられる。腹痛，嘔気，嘔吐といった他の食中毒にみられる症状も現われる。このような多彩な症状が出るのは，ナグビブリオがコレラ様エンテロトキシンだけでなく，毒素原性大腸菌の耐熱性エンテロトキシンによく似た毒素（NAG-ST）や腸炎ビブリオのTDHに似た溶血毒などいろいろな毒素を産生するからと考えられている[25]。

3) 症　例

60歳，女性，看護婦で，以前より高血圧症で内服治療を受けていた。はげしい下痢を訴えて来院してきた。腹痛，発熱はなかった。前日に刺身の盛り合せを食べた。便の細菌培養でビブリオ・コレレnon O1が検出された。1週間ほど前からタガメット（胃酸分泌抑制剤）が投薬されていた。

食中毒で分離されるナグビブリオの多くはコレラ様エンテロトキシンは産生しないが，毒素原性大腸菌の耐熱性エンテロトキシンに似た毒素を産生するので，これが下痢の原因と考えられている。

コレラ菌やコレラ菌の産生するエンテロトキシンは胃酸にきわめて弱く，胃酸により死滅し，毒素は不活性化されることはよく知られている。この患者には胃酸分泌抑制剤が投薬されていたため，食中毒の発症を助長したとも考えられる。胃潰瘍や十二指腸潰瘍で胃酸分泌抑制剤を服用している時には，食中毒に注意しなければならない。

6．ビブリオ・ミミカス

ビブリオ属菌の中でヒトの腸管に感染して下痢症状を起こすものに *Vibrio choleae, Vibrio choleae* non O 1, *Vibrio papahaemolyticus, Vibrio fuvialis, Vibrio hollisae* の5種がある。

ビブリオ・ミミカスは以前はコレラ菌（*Vibrio choleae*）の中の白糖非分解非定型菌として取り扱われていたが、コレラ菌とは異なるグループであることが明らかとなり、1982年ビブリオ・ミミカスと命名された。

1）疫　学

ビブリオ・ミミカスはコレラと同じように海水や河川にあって魚介類を介して感染する。ホタテ貝，生シラス，輸入冷凍エビ，赤貝むき身，刺身，輸入うなぎ，生うになどの多くの市販魚介類から検出される。季節的には6月〜10月にかけての気温の高い夏期にみられる。

2）症　状

コレラはコレラ毒素が水分の吸収を阻害して，逆に体液の腸管内分泌を起こさせる分泌性下痢である。したがって，腸粘膜の障害をきたさないため，粘血便，血便，発熱などはない。しかし，ビブリオ属にあっても，ビブリオ・ミミカスはコレラ様エンテロトキシンや耐熱性溶血毒様毒素を産生する他，定着因子や細胞侵入性などをもっているため，水様性下痢を主な症状とするが，粘血便をきたすことがある。また，嘔吐，腹痛，発熱などをともなう[26]。

7．ビブリオ・フルビアーリス

ビブリオ・フルビアーリスは好塩性ビブリオの一種で，1981年に独立した菌種名とされた。

東南アジア諸国やコレラ流行地への旅行者の下痢便から検出され，最近では旅行者下痢症の原因として注目されている。沿岸海水や魚介類から分離される。とくに，海水の温度が上昇する7〜9月にとれる，イカ，タコ，マグロ，ハマチ，アジなどの汚染率は30〜50％にも達すると言われている。

1）臨床症状

　ビブリオ・フルビアーリスは，単独での感染例は少なく，多くの場合は腸炎ビブリオと同時に分離される。筆者の経験でも腸炎ビブリオの同時感染であった。生態も腸炎ビブリオとよく似ており，同じような臨床症状を呈する。下痢が主症状である。下痢のほかに嘔吐，腹痛が高頻度にみられる。下痢による脱水にとくに注意する必要がある。

2）病原因子

　ビブリオ・フルビアーリスの病原性については，不明な点が多い。組織侵入性はなく，何らかの外毒素が関与していると考えられている。コレラの出す下痢毒素と異なり易熱性毒素，溶血毒，CHO細胞破壊因子，蛋白分解毒素などが産生されていることが明らかになっているが，どの毒素が下痢の重要な因子となっているかはわかっていない[27]。

8．エロモナス・ヒドロフィラ
　　エロモナス・ソブリア

　エロモナス属はビブリオ科に属する菌で，河川や池などの淡水，沿岸の海水や土壌などに広く分布している。これらに汚染された水や食品を介して感染する。

　最近のエロモナス属による水の汚染は予想以上で，魚介類ばかりでなく畜産品や野菜までも汚染されていると言われている。とくに，海産魚介類，貝類，カキなどから高頻度に検出される。

　エロモナスの水中の菌量は水温の高い夏期に多くなるため，この時期に食中毒が発生する。

1）食中毒原因菌

　エロモナス属の菌種は以前から両生類，爬虫類，魚類の病原菌として知られていた。その中で，ヒトの下痢の原因菌として，エロモナス・ヒドロフィラ，エロモナス・ソブリア，エロモナス・キャビアの3種があり，前2者を厚生省通達により食中毒原因菌として指定された。

2）臨床症状

　主な臨床症状は下痢，腹痛である。下痢は1日4〜5回程度で水様性である。時に，粘液便，粘血便がみられることがある。エロモナス食中毒はきわめて多い食中毒で，筆者のクリニックで経験する食中毒の29.7％にも達している[28]。

9．プレシオモナス・ジゲロイデス

　プレシオモナス・ジゲロイゲスを原因する急性胃腸炎は世界各国で発生している。これらの患者からのプレシオモナス・ジゲロイデスの検出率は，インドでは 4.2〜16.3％，タイでは 3.8〜21.5％である。タイでは下痢のない者からでも 0.8〜5.8％でわが国と比較してきわめて高率に検出される[29]。

　旅行者下痢症の原因として有名な毒素原性大腸菌より多く，とくに，東南アジア，南アジアの旅行者から高頻度に検出される。渡航先での魚介類の未加熱料理や生水からの感染が考えられている。

　1）臨床症状

　潜伏期は 10〜25 時間で，下痢，腹痛が主症状であり，発熱，頭痛がみられる。発熱は微熱で，下痢は 1 日数回程度である。下痢便は軟便から水様便まであり，水様性下痢が多い。一般的に症状は軽い場合が多く，2〜3 日で回復する。時に激しい下痢と脱水をきたすことがある。

　2）病原因子

　プレシオモナス・ジゲロイデスの病原因子については，耐熱性または易熱性のエンテロトキシンや HeLa 細胞の侵入性などの報告がみうけられる。しかし，食中毒症の原因因子として認められているが，病原因子発現の機序については不明である[29]。

10．セレウス菌

　セレウス菌は自然界に広く分布し，土壌，穀物，野菜，酪農製品に存在する。グラム陽性の好気性芽胞形成菌である。多くは非病原性である。タンパク質や多糖体などの分解作用が強いので，食品の腐敗や変敗を起こしやすい。

　一般に，セレウス菌は非病原性であるが一部の菌株が食中毒に関係する毒素を産生する。この毒素は，下痢原性毒素と嘔吐毒である。この毒素の違いによって，下痢型と嘔吐型の 2 つのタイプの食中毒を起こす[30]。

　1）下痢型食中毒

　摂取されたセレウス菌が腸管内で増殖して，そこで下痢原性毒素を産生して下痢を起こす。感染毒素型食中毒である。ウェルシュ菌の食中毒によく似ている。この毒素は蛋白毒素

で熱や胃酸によって活性を失いやすい。

大量の菌が口から侵入し腸管で増殖して下痢原性毒素（エンテロトキシン）を産生してから症状が現われるため潜伏期が長い。原因食を食べてから8時間から1日くらいして水様性下痢，腹痛，嘔気をきたす。しかし，症状は軽く1～2日でほとんどの例で回復する。

特別な治療を必要としない。

芽胞形成菌であるため肉料理，スープ，バニラソースなどの食品を加熱後放置されたものを食べてから，食中毒になることが多い。下痢原性毒素は加熱や胃酸で活性が失われるため，食品中に産生された毒素を食べて食中毒を起こすことは少ない。菌そのものを食べて食中毒になる。

2）嘔吐型食中毒

嘔吐型食中毒は嘔吐毒によって起こる。セレウス菌は芽胞を形成する状態の時に嘔吐毒を産生する。この毒素は加熱や胃酸に強い毒素で，食品中に作られた毒素を摂取することによって起こる毒素型食中毒である。毒素型食中毒の典型例であるブドウ球菌食中毒に似ている。

食品中の毒素を摂取して起こるため，潜伏期がきわめて短く30分～6時間で，悪心，嘔吐で発症する。しかし，症状は一般に軽く，1～2日間で軽快する。

嘔吐型は米飯類を原因食とする場合が多い。

一般に食中毒と言えば，加熱すれば安全と考えがちであるが必ずしも安全ではない。

セレウス菌を加熱すると，耐熱性の芽胞を形成するため，芽胞が食品中に残存することになる。また，逆に，加熱すると加熱がショックとなり食品中にあった芽胞が発芽して栄養型（増殖型）に変化し，食品中で増殖することになる。焼き飯，スパゲッティーなどを加熱後，長時間放置してから食べると，食品内に菌が増殖していてセレウス菌食中毒になる。

3）予防法

セレウス菌はどこにでも存在している。しかし，食中毒を発病するには，10^7個以上の大量の菌を食べないと食中毒にならない。セレウス菌は芽胞形成菌であり，栄養型は加熱によって死滅するが，芽胞は加熱しても生き残る。その芽胞は加熱と言うヒートショックで発芽がして，栄養型となり室温に放置していると食品内で増殖して食中毒発生菌量になる。したがって，セレウス菌は加熱によって死滅させることは困難であるので，発芽・増殖を抑制することが，セレウス菌食中毒の予防の基本である[31]。

米飯類を原因食する場合が多い。したがって，一度に大量に炊飯しないこと。焼き飯などの調理してから食べるまでの時間を短くするなど注意する必要がある。

セレウス菌は10～45℃で最もよく増殖するので，保存する場合は調理後はできるだけ早

く冷蔵庫に保存することである。

11．ウェルシュ菌

　クロストリジウム・パーフリンゲンスは発見者の名前がつけられ，ウェルシュ菌と呼ばれている。ウェルシュ菌は偏性嫌気性菌である。偏性嫌気性菌とは酸素のないところしか，増殖できない菌を言い，破傷風菌，ボツリヌス菌なども偏性嫌気性菌である。しかし，ウェルシュ菌は嫌気条件の要求度が低く少しくらい酸素があっても増殖できる。ウェルシュ菌は芽胞形成菌である。したがって，生存環境が悪くなると，芽胞（耐久型細胞）を形成して生き延びる。

　ウェルシュ菌の芽胞は，100℃，数分の加熱で死滅するものが大部分であるが，一部のものは耐熱性で，100℃，4時間でも死滅しないものがある。この種のウェルシュ菌が芽胞を形成する時に，エンテロトキシンを産生していて，普通の細菌（栄養型細胞）になる時に腸管内で毒素を放出して食中毒の原因となる。

　ウェルシュ菌は，A型からE型の5つの毒素型別に分類されている。ヒトのに関係するのはA型で，その一部が食中毒を起こすエンテロトキシンを産生して食中毒を起こす。

　ウェルシュ菌の増殖力は強力で，食品中にエンテロトキシンを産生して食中毒を起こすと考えられるが，しかし，この菌のエンテロトキシンは酸にきわめて弱く，食べても胃内の塩酸で破壊されてしまう。したがって，毒素型食中毒でなく，摂取された生菌が腸内で増殖してエンテロトキシンを産生して発病する感染毒素型の食中毒と言える。

　1）分　布

　A型ウェルシュ菌は，ヒトや動物の腸管内，土壌，下水，塵など自然界に広く存在している。とくに，A型菌はヒトの腸管内に常在する細菌である。ヒトのほかに，ウシ，ヒツジ，ブタ，ニワトリ，イヌ，ネコなどの糞便からも検出される。これらのヒトや動物によって汚染された自然環境から分離される。したがって，市販の食肉，魚介類，ハム，ソーセージなどの肉類，魚類の加工品，練り製品から高頻度に検出される[32]。

　一般に，自然界から分離されるウェルシュ菌はエンテロトキシンを産生しない菌種である。

　2）症　状

　原因食を食べてから，8～20時間の潜伏期をへて腹部膨満に始まり，腹痛，下痢をきたす。嘔吐，発熱はほとんどない。下痢は1日数回で，1～2日で全快する。一般には軽度の

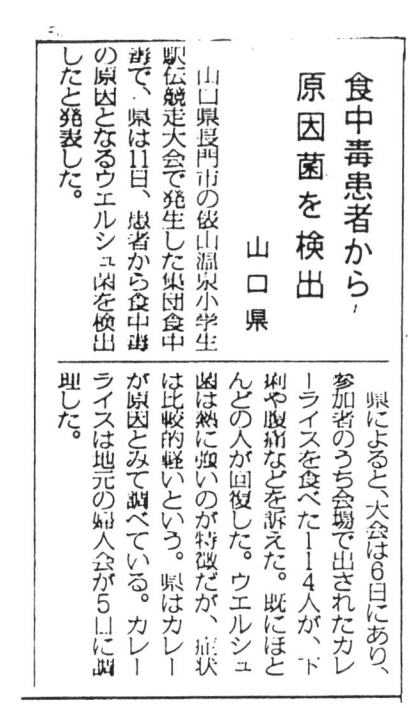

> **食中毒患者から、原因菌を検出**
>
> **山口県**
>
> 山口県長門市の俵山温泉小学生駅伝競走大会で発生した集団食中毒で、県は11日、患者から食中毒の原因となるウェルシュ菌を検出したと発表した。
>
> 県によると、大会は6日にあり、参加者のうち会場で出されたカレーライスを食べた114人が、下痢や腹痛などを訴えた。既にほとんどの人が回復した。ウェルシュ菌は熱に強いのが特徴だが、症状は比較的軽いという。県はカレーライスが原因とみて調べている。カレーライスは地元の婦人会が5㍑に調理した。

新聞1：西日本新聞（平成12年1月19日）

食中毒である[33]。

3）原因食・調理方法

ウェルシュ菌の食中毒は会社，事業所，学校，旅館，病院などでの大規模集団発生が多い。これらの施設の弁当，給食が原因食である。病院での集団発生は困ったものである。

原因食は煮物，肉だんご，シュウマイ，コロッケなどの豚肉，鶏肉などの調理品，煮物，フライ，練り製品などの魚介類などの調理品である[32]。

ウェルシュ菌による食中毒は食品中に増殖した菌を大量に食べることが条件である感染毒素型食中毒であるので，菌が増殖するような条件の料理法が問題となる。ウェルシュ菌は加熱すれば，栄養型細胞は死滅するが，芽胞は生き残る。一方，食品中にあった芽胞が発芽して栄養型細胞になる。したがって，深い鍋で大量に料理する場合が最も危険である。これが集団発生の原因である。

ウェルシュ菌は他の菌と異なり15〜50℃で発育可能で，43〜45℃のような高温度で最もよく増殖する性質をもっている。料理は大抵の場合，室温に放置して冷やすのでゆっくり温度が下るのでその間に，菌は大量に増殖する。また，加熱して料理すると食品中の酸素が消費されるため酸素のない嫌気状態となるため，ウェルシュ菌の発育に好条件となる。

山口県で発生した小学生の食中毒はカレーライスであった（**新聞1**）。カレーライスが原因食になっているウェルシュ菌による集団食中毒は毎年起こっており，給食病ともあだ名さ

れている。材料の牛肉，豚肉，たまねぎ，じゃがいも，人参などは一次汚染を受けていると考えて料理すべきである。また，ウェルシュ菌は腸炎ビブリオと同様の抜群の増殖力をもっている。

　4）予　防

　一般に，食中毒を発病するには，10^8～10^9箇以上の大量の菌を食べる必要がある。したがって，食品中に菌が増殖するのを防ぐことである。

　ウェルシュ菌は芽胞形成菌である。調理により芽胞が発芽し栄養型細胞になり，食品中に増殖するのに時間を要するので，調理から食べるまでの時間を短くすることである。

12．サルモネラ

　サルモネラ菌属は広く爬虫類，鳥類，哺乳類に自然感染を起こす病原菌で，ヒトに全身感染を引き起こすものと，急性胃腸炎の原因菌となるものがある。全身感染症を起こすものがチフス菌パラチフス菌 A，B 菌で法定伝染病に指定されている。他のサルモネラ菌は食中毒原因菌として取り扱われている。サルモネラと言えば畜肉に汚染されたサルモネラ・チフィムリウム（ネズミチフス菌）が最も多く分離されていたが，最近ではサルモネラ・エンテリティディスが多くなってきた。1980 年代になって英国や北欧で，鶏卵やニワトリのサルモネラ・エンテリティディスによる汚染が広まってきた。最近では，わが国でもタマゴの汚染が広がり，サルモネラ食中毒が急増している。洋風生菓子や自家製マヨネーズなどのタマゴを生のまま使う食品が増加してきたためである。

　1）症　状

　サルモネラ食中毒の潜伏期は 12 時間から 36 時間である。症状は発熱に始まることが多く，38～39℃にも達し頭痛を伴う。

　悪心，嘔吐が著明となり，強い腹痛を伴う下痢が主症状となってくる。時に粘血便となる。発熱は長く続き，下痢の持続日数も経過も長い。多くは 5～6 日で自然に回復するが，時に脱水症状が著明となり，虚脱状態になったり，チフスにみられるように，敗血症，菌血症を併発することがある。

　サルモネラ菌は組織侵入性食中毒であるが，毒素の病態も関与していると言われている。

　口から入ったサルモネラ菌は胃酸による殺菌を免れて，小腸粘膜に付着し，エンドサイトーシスのよって表裏逆転した膜につつまれ，上皮細胞内を通って，エキソサイトーシスによって基底膜上に侵入する。上皮は剝がれ出血する。菌の小腸粘膜の侵入によって炎症が起

> **サルモネラ菌で男性が食中毒死**
> 山口・柳井
>
> 山口県生活衛生課は、同県柳井市内の30代の男性が細菌性食中毒菌サルモネラによる食中毒で死亡したと18日、発表した。食中毒による死者は今年、山口県で初めて。宮崎県では9月に2歳男児がサルモネラによる食中毒で死亡した。
>
> 同課によると、男性は13日午後に腹痛や発熱などの症状が出たため、柳井市内の医療機関に入院したが、15日に死亡した。17日に男性の便からサルモネラが検出され、柳井健康福祉センターが医師や家族の聞き取り調査などを実施し、18日に食中毒と断定した。
> 発症するまでの潜伏時間（8～48時間）を考慮して、原因食品の特定を急いでいる。

新聞 2：毎日新聞（平成 11 年 12 月 19 日）

こり，炎症反応により，プロスタグランジンの分泌促進，cyclic AMP の活性化をもたらし，Na^+ の吸収阻害と Cl^- の分泌亢進が起こる。したがって，サルモネラ腸炎では，血清成分に近い大量の水様性下痢となることがある。これが脱水から急速なショック状態になる原因である。

平成 11 年 9 月，宮崎で 2 歳の男子が，12 月には，30 歳代の男子がサルモネラ食中毒で死亡している。食中毒といえども安心できない（**新聞 2**）。

2）診断と届け出

高熱を伴う胃腸炎患者が集団発生し，潜伏期が 12～36 時間であればサルモネラ食中毒を疑う。確定診断は便の細菌培養検査の結果をまたなければならないが，保健所の届け出は疑いてよい。食中毒の発生の届け出を受けた保健所は食品衛生法に基づいて情報の確認，原因食品の特定を調査し，食品の回収，営業の停止などの行政処分を行なうことになっている。

3）治 療

治療のポイントは輸液と抗菌剤の使用である。嘔吐や腹痛が軽快すれば，経口的に水分を与える。粘血便のある時でも水分や薬を与えても差し支えない。

抗菌剤の使用には，異論があり，正常腸内細菌叢のバランスを壊し，排菌期間を延長させると言われている。しかし，ニューキノロン系薬剤はきわめて優れた治療効果を期待でき

る。血中および糞便中の薬剤有効濃度の他に，好中球内への移行および好中球内のサルモネラ菌に対する殺菌作用が優れている。

サルモネラ胃腸炎に限らず，腸運動抑制を有する下痢止めや鎮痛剤は病原菌の腸内停滞時間を長引かせるので使用は差し控えるべきである[34]。

13. エルシニア・エンテロコリチカ

エルシニア属の中で，ヒトに胃腸炎を起こすものとして，エルシニア・エンテロコリチカとエルシニア・シュードツベルクローシスがある。

エルシニア・エンテロコリチカは主に胃腸炎を起こし，わが国では1982年に食中毒菌に指定された。エルシニア・シュドツベルクローシスは小児に胃腸炎を起こすが，むしろ全身の多彩な病状を呈することが多い。エルシニア・エンテロコリチカは0～5℃の低温でも増殖できるので，冷蔵庫が一般に食中毒の予防に用いられているが，エルシニア食中毒の予防に冷蔵庫の効果は期待できない。

1）臨床症状

エルシニア感染症の症状は他の食中毒と異なり，きわめて多彩であり，急性胃腸炎，回腸末端炎，虫垂炎，結節性紅斑，関節炎，敗血症などを引き起こす。症状は全くないか，あってもごく軽度のため気付かない場合もある。

2歳以下の乳幼児では，発熱，腹痛，下痢などの代表的に胃腸症状を呈する。しかし，年長者や成人では，回腸末端炎，腸管膜リンパ節炎や虫垂炎を引き起こす。また，胃腸炎以外の多彩な症状を呈するので注意が必要である。一般に，エルシニア感染症は小児に多くみられる。

下痢は，1日5～10回の緑色の悪臭のある水様便で時に血便もみられる。腹痛は痙攣性であるが，排便すると軽快する。発熱は4～5日続き，数日で症状は改善される。したがって，胃腸炎を伴ったかぜかインフルエンザと診断されることがある。症状が改善されてからも，約1ヵ月間くらい排菌が続く。

食中毒の診断には，便の細菌培養検査をするが，エルシニアの培養温度は25℃，培養時間は48時間なので，一般の細菌性食中毒症の病原菌の培養条件では見落とされる場合が多い。エルシニア腸炎が疑われた場合は，エルシニア食中毒疑いとして検査センターに知らせる必要がある[28]。血液によるエルシニア抗体価の測定が診断にきわめて有効である。

3）感染源

エルシニア菌属は自然界に広く分布し，動物の保菌率が高い。これらの動物からヒトに感染する。

エルシニア・エンテロコリチカについては，ブタが最も多く，保菌率は約13％である。市販の豚肉での汚染率は2〜8％にも達する。イヌ，ネコの保菌率も1〜6％あり，これからの直接感染もある。

自然界における感染源は，エルシニア・エンテロコリチカは豚肉，エルシニア・シュードツベルクローシスは野性の中小動物が保菌しておりこれらの動物に汚染された井戸水や山水である[35]。

第9章　毒素型食中毒

　食中毒と言えば，生きた菌を食べることによって発病するが，中には生きた菌を食べても食中毒にならないものもある。これが毒素型食中毒である。

　毒素型食中毒の代表は，ボツリヌス菌とブドウ球菌である。

　ブドウ球菌が食品に付着し，不適切な保存をしていると，その食品の中でブドウ球菌がエンテロトキシンを産生する。食中毒の予防のために，食べる前に加熱したとしても，ブドウ球菌それ自体は死滅するが，エンテロトキシンは熱に耐えて食品内に残り，これを食べて食中毒になる。これが毒素型食中毒である。生体内で毒素を産生して発病する感染毒素型と区別するために「生体外毒素型」と呼ぶほうが理解しやすい。

1．ボツリヌス菌

　ボツリヌス菌による食中毒は他の食中毒と異なり，下痢や腹痛などの症状はほとんどなく神経症状に始まる。ボツリヌスとはラテン語でソーセージの意味である。

　ボツリヌス菌はもともと土の中のあり，土に混じった菌が食品を汚染しこれを食べることによって，食中毒が起こる。ボツリヌス菌は海底，湖底の土の中にも存在し，魚がプランクトンや藻などを土とともに食べることによって魚も汚染されている[36]。

　1）嫌気性菌

　ボツリヌス菌の特徴は酸素を好まない菌で，偏性嫌気性菌と言っている。ボツリヌス菌は土，泥中，湖底，海底などに存在するが，このような増殖に適さない環境では芽胞を作ってじっとしている。いわゆる，芽胞形成菌である。

　一般に，食中毒と食材との間には密接な関係があるが，ボツリヌス食中毒はとくに食材との間には関係はなく，肉製品だけでなく魚や野菜を材料とした食品でも食中毒が起こる。しかし，ボツリヌス食中毒を起こす原因食品には特徴がある。

　北海道や東北地方のイズシによるボツリヌス食中毒がよく知られている。地元で取れて生魚を原料として長時間かけて醱酵させた保存食で，加熱もされていない。このような嫌気性条件はボツリヌス菌の発育に適している。さらに，イズシによる食中毒を起こすボツリヌス菌はE型で，3℃という低温でも毒素を作ることができるもので低温保存が安全ではない。

1984年に発生した芥子れんこん食中毒が有名である。36人の患者が発生し，11人の死者がでた大事件であった。

　芥子れんこんを真空パックにして土産物として販売していた。これは，れんこんの穴に入れた芥子の中にボツリヌス菌がいて，真空パックが嫌気性条件を作りだしていたため，芥子れんこんの中で発芽してボツリヌス毒素を作り出したためである。

　缶詰，ビン詰，ソーセージなどは，栄養に富み嫌気性状態にあり，ボツリヌス菌にとって好都合な場所である。したがって，まれに，これらのものを食べて食中毒になる。

　2）ボツリヌス毒素

　ボツリヌス食中毒はボツリヌス菌が作るボツリヌス毒素によって起こる典型的な毒素型食中毒である。食品中にボツリヌス菌が作ったボツリヌス毒素を食べて発病する。

　ボツリヌス菌が作る毒素は外毒素であるが，コレラ毒素やジフテリア毒素のように作られると，直ぐに菌体外に放出されることはなく，菌体内に作られた毒素はボツリヌス菌が自己融解してから外に放出される。したがって，食品中の生きたボツリヌス菌を食べても食中毒にはならない。

　ボツリヌス毒素は，破傷風毒素のテタノスパスミンによく似た毒素で分子量の大きさも約15万とほぼ同じである。しかし，培養液中のボツリヌス菌は毒性と無関係な成分と結合して分子量が30万，50万，90万と非常に大きな分子となっている。このために，口から入ったボツリヌス菌は高分子のため，胃内の塩酸やペプシンから守られて小腸に達し，そのまま吸収される。リンパ管の中に入ってから，神経毒の部分と無毒の部分に分かれ，血液の中に入って毒性が発揮される[37]。

　ボツリヌス毒素は，A型～G型の7型に分類されていて，ヒトに食中毒を起こすものは，A，B，E，F型である。ハム，ソーセージを多く食べるヨーロッパやアメリカでは，A，B型が，魚を多く食べる北欧やわが国ではE型が多い。ボツリヌス毒素は猛毒で1オンスもあれば，60億の全人類を皆殺しできると言う[38]。

　強力な毒素でも弱点がある。ブドウ球菌と異なり比較的加熱に弱く，80℃，30分間または，数分の煮沸で毒素は破壊されてしまう。したがって，食べる前に十分加熱すれば安全である。

　3）症　状

　ボツリヌス毒素は神経毒で，血液に入った毒素は神経と筋肉が連絡する部分（神経・筋接合部）や神経と神経が連絡する部分（シナプス）に結合する。

　神経末端から，アセチルコリンと言う神経伝達物質が放出され，それを筋肉が受け取って，初めて筋肉が収縮を起こす。ボツリヌス毒素は神経伝達物質であるアセチルコリンの分

泌を遮断してしまう。すなわち，筋肉の収縮が起こらなくなる。

このため，運動神経によって意識的に動かす筋肉，自律神経によって無意識的に働く筋肉（瞳孔や腸管など）あるいは，消化液（唾液など）の分泌に作用する自律神経まで麻痺してしまう。

潜伏期は他の毒素型に比べて，長く，12～36時間である。

特徴的な神経症状で発病する。発熱はない。まず，眼瞼下垂，ものが二重に見える（複視），瞳孔の散大である。その他，唾液が出にくくなる，物が飲み込みにくくなる（嚥下障害），しゃべりにくくなるなどの症状がでる。衰弱や麻痺は上方から下方へと進行する。

この毒素の特徴は知覚神経に作用しない。したがって，感覚は正常で，意識障害や精神障害はないのが普通である。最後に呼吸麻痺で死亡する[36]。

ボツリヌス食中毒は他の食中毒とは，全く異なることをよく覚えておく必要がある。

4）乳児ボツリヌス症

ボツリヌス菌はこれまで，ヒトの腸管内で増殖しないとされてきたが，1976年アメリカで発見された乳児ボツリヌス症は芽胞が乳児の腸管内で発芽し，栄養型となり増殖した菌がボツリヌス毒素を産生したことによることが判明した。原因はハチミツであった。

ハチミツはボツリヌス菌に汚染されていることが多い食品である。内外の事例の調査から，生後3週間から8ヵ月未満の乳児だけに発病し，それ以外の乳児には発病していなかった。これは，おそらく生後3週間までの乳児の腸内では，ボツリヌス菌が増殖する栄養がなく，8ヵ月を過ぎると腸内細菌叢が完成しボツリヌス菌の増殖を防いでいると考えられている[4]。

乳児ボツリヌス症はボツリヌス中毒に比べて，致命率が低い。これは，ボツリヌス中毒では毒素が口から摂取され小腸上部で吸収されるが，乳児ボツリヌス症では毒素の産生が大腸で行なわれるので毒素の吸収が少ないためと考えられている。

乳児突然死症候群の少なくとも5％は乳児ボツリヌス症ではないかとの意見もあり，乳児にはハチミツを与えないようにすべきである。

2．ブドウ球菌

ブドウ球菌は100年ほど前から知られている古い食中毒原因菌である。毒素型食中毒菌の代表で，ブドウ球菌の産生するエンテロトキシンによって食中毒が起こる。

ブドウ球菌は汚染された食品内でエンテロトキシンを産生し，菌体外に放出する。この食

品を食べて食中毒になるわけである。

　ブドウ球菌のエンテロトキシンは耐熱性毒素で，100℃ 30 分の加熱でも破壊されない。したがって，エンテロトキシンに汚染された食品を加熱しても，ブドウ球菌それ自体は死滅するがエンテロトキシンは破壊されない。食中毒の中にこの種の加熱によっても防止できない食中毒のあることを覚えている必要がある。

　弁当や幕の内は生ものや傷みやすいものを避けて作られるが，食べるまで時間が経っている場合が多い。これらを食べて食中毒になることになる。

　1）発生要因と発生時期

　ブドウ球菌は，手・指の化膿巣，鼻・咽喉，腸管内，皮膚に常在していて，手・指を介して食品が汚染される。

　ブドウ球菌食中毒の原因はブドウ球菌であるが，この菌を食べても食中毒にならない。ヒトの糞便を調べてみるとかなりの頻度で検出されるが，このブドウ球菌は腸管内でエンテロトキシンを産生しないから食中毒にならないわけである。

　ブドウ球菌食中毒は年中発生してるが，4月～9月にかけて多発する。これは，この時期は行楽シーズンであり，弁当や幕の内などを食べる場合が多く，また食べるまで長く放置されている場合が多いためである。また，塩分を使用すれば安全と考えがちであるが，ブドウ球菌は食塩耐性菌で海水の食塩濃度は 3％であるが，16～18％でもこの菌は生き続けることができる。

　2）ブドウ球菌と衛生状態

　駅弁製造業者の従業員 100 名を対象にした森らの調査によるとエンテロトキシン産生性ブドウ球菌が鼻・咽頭，頭髪，手・指，糞便から，22％も検出され，増菌温度に適した夏と秋に多いと報告している。このように，ブドウ球菌の食品の汚染は常に存在していることを考えて調理しなければならない[39]。したがって，ブドウ球菌食中毒が発生するところは，調理人の手・指や調理器具がブドウ球菌に汚染されていることを意味し，衛生状態の悪い環境にあることを示している。

　3）臨床症状

　ブドウ球菌食中毒は毒素型食中毒であり，感染型食中毒に比べて潜伏期はきわめて短く原因食を食べてから，1～6 時間である。

　発症は急激で，唾液分泌が増加し，つぎに悪心，嘔吐，腹痛，下痢が現われてくる。多くは発熱はみられない。下痢は水様性で，重傷例では，血便，粘血便をみることがある。経過は良好で 2～3 日で軽快する。

　エンテロトキシンによる症状は悪心，嘔吐である。これは，エンテロトキシンが胃腸に存

在するレセプターと結合し，この部分に分布している迷走神経や交感神経を介して嘔吐中枢を刺激するためきわめて微量でも催吐作用がある[40]。

第10章　食中毒に関する知識

1．食中毒の新しい概念

　わが国で言う細菌性食中毒と言う言葉はきわめて曖昧である。

　食品や水によって媒介されことが明らかであっても，赤痢，チフス，コレラは食中毒と言わず，伝染病として取り扱われている。

　細菌性食中毒は食品内に増殖した食中毒菌を大量に食べることによって発病する場合を言い，少量では発病しないものとしている。少量で発病し，ヒトからヒトへと感染するものは食中毒にいれず伝染病として取り扱われている。

　今回，新たに施行された「感染症の予防および感染症の患者に対する医療に関する法律」（感染予防法）では従来，伝染病として取り扱われていたものでも，食品媒介感染症として食品保健部門を中心として調査することになった。その結果，行政的に調査，拡大，再発防止の必要と認められた場合は，すべて食中毒として対応することになった。

　O157の出す毒素が赤痢菌の出す毒素と同じもので，二次感染を起こすことから，指定伝染病となった。

　生かきを食べて起こす急性胃腸炎の原因が小型球形ウイルス（SRSV）であることが判明し，1997年5月から食中毒の原因病原体として食品衛生法の基づく報告対象疾患となった（**新聞3**）。したがって，食品を介して発症するコレラ，赤痢，腸チフス，パラチフスも，これからは食中毒菌として原因究明調査などの調査対象として取り扱われるようになった。

2．腸内細菌叢

　消化管内には，その数100兆を超える多種多様な微生物が生息しており，微生物間の相互作用および宿主の生理の影響を受けながら一定のバランスを維持し，いわゆる「腸内細菌叢」を形成している。これらの腸内細菌叢は一定のパターンを有し，バランスが崩れることはあまりない。また，腸内細菌叢はきわめて安定しており外部からのある種の細菌の侵入を排除する作用がある。外敵の侵入に対するバリアーの役割を担っており，腸管感染症に対す

> **宮城産カキで4人が食中毒**
> **福岡の飲食店**
>
> 福岡市保健福祉局は十八日、同市早良区の飲食店で十一日に宮城県気仙沼産の生ガキを食べた三グループ計十一人のうち、おう吐や下痢を訴えた女性会社員らのグループ四人から小型球形ウイルス（SRSV）を検出、カキが原因の食中毒と断定した。
>
> 同局は有症者数が少なく、この店の衛生状態も適正、現在自主休業中であることなどから、営業停止などの処分を行わず文書で厳重注意した。
>
> 福岡市内では、十四日に同市中央区の飲食店で気仙沼産の生ガキなどを食べた男女二十一人も食中毒の疑いがあることから、同局は宮城県に調査を依頼している。

新聞3：西日本新聞（平成10年12月12日）

る生体防御の1つとして重要な役割をしている。

　一方，腸内細菌叢を変動させる因子として，食物，薬物，病原微生物，疾病などがある。この腸内細菌叢の著しい変動は生体防御機構の破綻をきたして，病気を引き起こすことになる。

3．O157と常在菌

　O157をはじめとする下痢原性大腸菌に汚染された食品を食べたからと言って必ず感染するとは限らない。たとえば，O157が口から入ったとしても，約半数のヒトではO157が大腸に定着できず便と一緒に排泄されてしまう。では，O157が腸内で繁殖できるかどうかは，どのようにして決まるのだろうか。

　胃には食物を消化するために胃酸が分泌されている。この胃酸は非常に強い酸で，pH1～2である。したがって，きわめて強い殺菌作用があるので，少量の菌が口から入ったとしても病気になることはない。

　コレラ菌は胃酸にきわめて弱く，胃内で菌数は激減する。また，コレラのエンテロトキシンも胃酸よって活性を失ってしまう。昔から胃の手術を受けている人はコレラにかかりやすいと言われているのは，このような理由によるものである。

　胃が正常であれば，少量のO157が口から入ってきても胃酸の作用で死滅してしまうが，暴飲，暴食，アルコール，ストレス，胃酸分泌抑制剤の服用やある種の胃の病気では，胃酸

の分泌が低下しているので，O 157 は胃を通過して腸に達することになる。O 157 が腸に達したからといって，直ちに増殖することはできない。最大のバリアーは大腸内のいわゆる常在大腸菌である。ヒトの腸管内には 100 兆を超える微生物が生息していて，腸内細菌叢を形成している。この腸内細菌叢はきわめて安定しており，外部からの細菌の侵入を排除する作用がある。腸内の常在菌は普段は何もしないが，O 157 のような下痢原性大腸菌の増殖を抑制し，排除する働きをもっている。

大腸菌の競合作用を研究している滋賀医大微生物教室の牛嶋先生によると「常在大腸菌がO 157 をブロックする仕組みはわが国の戦国時代の戦法に使われた兵糧攻めに似ている」と説明している。

大腸に生息している細菌は小腸で吸収できなかった食物の残りかすを食べて生きている。大腸に流れてくる食物の量には限りがあり，普段は余分な食物は残っていない。したがって，腸内常在菌の量は腸内に流れてくる栄養分の量で決ってくる。

O 157 などの下痢原性大腸菌が大腸に定着しようとしても食物が少ないために生存することができない。とくに，常在大腸菌と O 157 は食性いわゆる食物の好みが非常に似ており，常在大腸菌の方が圧倒的に多いため食物の奪い合いでは O 157 には勝ち目はない。その結果，O 157 は排除されてしまう。

O 157 などの下痢原性大腸菌は常在大腸菌に比べて食べられる栄養分の種類が少なく，食物の争奪戦にも弱い性質があるため生存競争に負け O 157 は糞便とともに排泄されてしまう。

暴飲，暴食は栄養分を必要以上に大腸に送り込むこととなり O 157 を増殖させる手助けになる。

昔から，「規則正しく，腹八分目に食べることは医者いらず」と言われていたように，生活習慣病はもちろんのこと感染性腸炎にも有効なことである。

4．O抗原，H抗原

ひと口に大腸菌と言っても実に何百種類もある。分類学的に 1 つの種に分類され，さらに細分類されている。

大腸菌の場合に使用されている基準は「O抗原」と「H抗原」である。O抗原は，大腸菌の表面の糖脂質のことで，この糖脂質の化学構造の微妙な違いによって菌の抗原性が異なっている。現在までに約 180 種類あり，O 157 は 157 番目に発見された O 抗原をもつ大腸

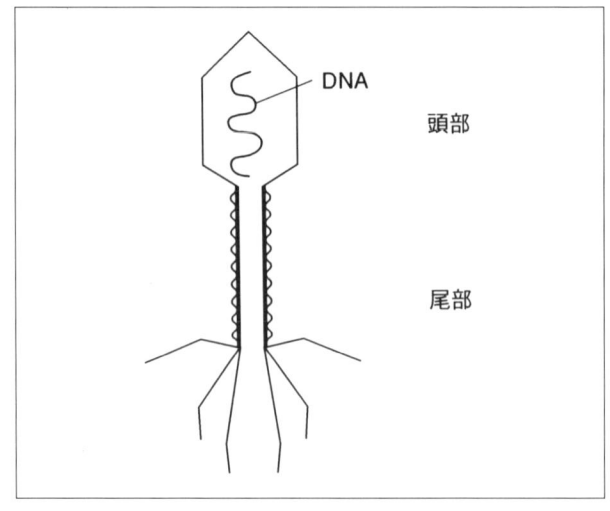

図6　ファージの形態

菌のことである。一方，H抗原は大腸菌の菌体表面に多数存在している鞭毛の抗原性のことで，約70種類ほどある[41]。

5．細菌に感染するウイルス

　細菌は自ら独立して生きることができる。しかし，ウイルスは独立して生きることはできない。ウイルスは生きている細胞の中しか増殖できない。
　ウイルスに感染するのは，ヒトや動物だけではない。病原体の1つである細菌にもウイルスは感染する。ウイルスは病原体の仲間なので感染した細胞はウイルス病になるわけである。細菌に感染するウイルスを「バクテリオファージ」あるいは単に「ファージ」とも言う。
　ファージは1915年，トウォートによった発見された。ある実験中に細菌が寒天培地の上に作る集落（コロニー）がガラスのように透明になっているのに気付いた。よく調べてみると，そこにいるはずの細菌が完全に死滅していた。この現象が一種の超微生物によって引き起こされたものだと考え，この超微生物をバクテリオファージと名付けた。バクテリアは細菌，ファージは食べると言う意味である[42]。
　このバクテリオファージが細菌に感染するウイルスであることは後に証明された。ファージはインフルエンザや肝炎ウイルスと同じウイルスであるがヒトには感染しない。ファージが感染する細胞は決まっている。

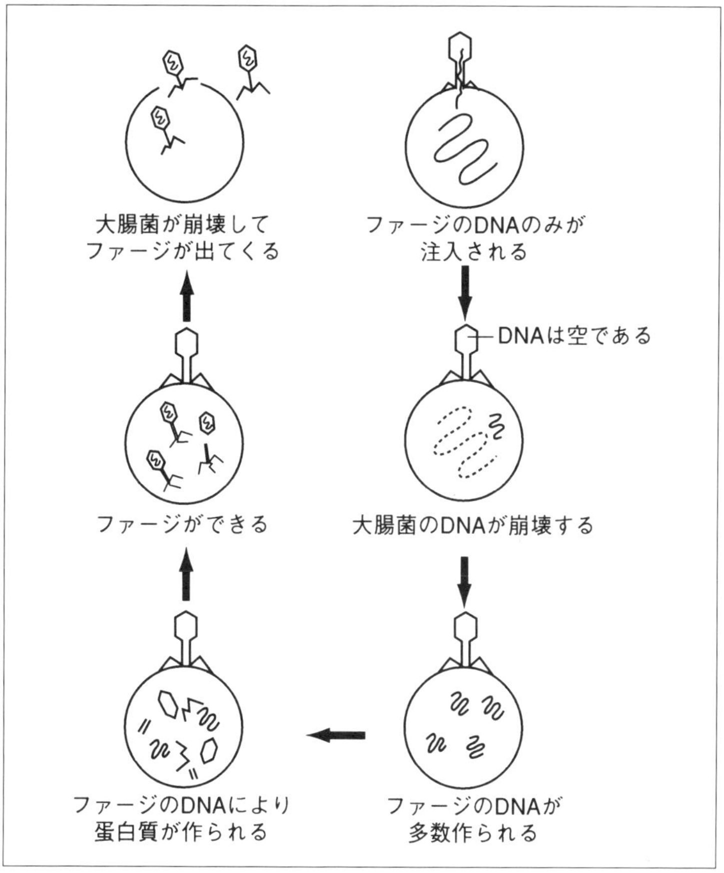

図7 ウイルスの大腸菌への感染様式

　ファージの形はまるで月着陸船のようで，DNAを入れた頭部とタンパク質からできている尾部からなっている（図6）。

　ファージは細菌のレセプター（受容体）に尾部を吸着させる。そこから細菌を溶かすリゾチームと言う酵素を出して細菌の細胞膜に穴を開け，その穴からファージのDNAを細菌の細胞内に注入する。

　感染された宿主菌（細菌）のDNAが崩壊され，宿主菌は注入されてDNAの遺伝子の命令に従うことになる。注入されたファージのDNAの遺伝子の命令で宿主菌の資材を使って，ファージの頭や尾部のタンパクが合成され，成熟したファージが完成される。ファージはリゾチームを出して細胞膜を破り，ファージが細菌から飛び出してくる（図7）。ファージの感染を受けた細菌は完全に破壊されて溶菌が起こるわけであるから，ヒトで言うなら死んでしまうことになる[43]。

　もう1つのウイルスの感染方法がある。細胞に侵入したウイルスの遺伝子が宿主菌の染色

体の中に組み込まれて宿主細胞の染色体として振る舞うため，ファージを作れと言う命令が出されないようになる．したがって，ウイルスは感染しても細菌を破壊せず宿主菌と共存することになる．成人T細胞白血病ウイルスやエイズウイルスなどがこのルートで伝染する．このような振る舞いをするファージを「プロファージ」と呼んでいる．

　細菌がプロファージを持ち，ファージと共存することを溶原菌化と言い，プロファージをもった菌を「溶原菌」と呼ぶ．

　ベロ毒素産生大腸菌の多くは染色体上にファージをもっており，溶原菌と言える．人工的にファージと細菌の共存関係を破壊させることは簡単で，紫外線で処理すると細菌の遺伝子に組み込まれていたファージが飛び出して増殖し，細菌を破壊して溶菌が起こる．大抵のベロ毒素産生大腸菌ではベロ毒素（VT1）を産生するに必要な構造遺伝子はファージ遺伝子に乗っているので，遊離したファージは別の大腸菌に感染して，その染色体上に同じファージを持つようになりVT1を産生することになる．このことをファージ変換と言う．ファージ変換は自然界でも行なわれいるから，ベロ毒素産生大腸菌はそれ自体分裂して増殖する他に，ファージ変換によっても新しいベロ毒素産生大腸菌が生まれているのである[44]．

　大腸菌は，もともとヒトに無害であり，ヒトや動物の腸管内に生息しており，穏やかな共生関係にある．それなのに，なぜ，O157のような大腸菌が出現したのだろうか．

　医学の進歩による抗生物質の出現や清潔志向による消毒剤の乱用によって，大腸菌の生きる環境が奪われたため何とか生きる道を探し始めた．その結果，何種類もの大腸菌が出現してきた．その中にウイルスと共存関係を結んだ大腸菌がO157の原型である．O157は赤痢菌と共存していたウイルスと親密になり，赤痢菌毒素（ベロ毒素）を産生するようになったわけである．また，ファージはいろいろな遺伝子を細菌から細菌へと運んでいる「形質導入」と言われる現象がみられる．

　黄色ブドウ球菌はファージの形質導入によって耐性遺伝子を運んでもらって薬剤耐性菌となったものである．また，ジフテリア菌やボツリヌス菌は強力な毒素をもっているが，この毒素は細菌自身がもっているDNAによって作られるものではなく，ファージがもちこんだ遺伝子によって作られている[45]．

6．卵の汚染と不潔の効用

　卵のサルモネラ汚染について，小張一峰名誉教授が面白いエッセイを書いていたので概略を紹介する．

最近，文明国で食品によるサルモネラ食中毒が増加し，その原因が卵の場合が多くなった。

　昔は，親ドリが卵をかかえて孵化した。ヒナは親ドリの糞便をつまみ親ドリ固有の腸内細菌叢が移行して住み着く。生まれたてのヒナの腸の細菌叢の空席をいち早く占拠してしまう。ヒナの腸内細菌叢が形成されるため，後からサルモネラのような外来菌が侵入してきても体外に排除されてしまう。この席取り競争に親ドリ由来の安全な細菌叢が優先することによって，外来菌感染に対する防御機能が備わってくる。

　ところが，近ごろのブロイラー産業による大規模な孵化施設はきわめて無菌的にヒナを大量に生産する。このヒナは親ドリ固有の細菌叢が住み着くことがなく，外来菌の侵入に無抵抗である。こうした無菌のヒナに，何かの原因で侵入したサルモネラが集団感染を起こした事例がしばしばみられた。そこで，親ドリの糞便あるいは盲腸内容物を与えることによってサルモネラなどの感染を防ぐことに成功して，各地のブロイラー飼育施設で広く応用されているそうである。

　昔は，赤ん坊は出産直後から母親の側を離れることはなかった。この間に，母親固有の腸内細菌叢が新生児の腸内にすんなりと住みつくことになる。母親由来の腸内細菌叢が外来菌感染への防御機構となっているが，最近のように，特に未熟児の場合，保育施設ではきわめて無菌的に保育される。この新生児の腸内にたまたま侵入してきた細菌が腸内の空席を占拠してしまう。必ずしも毒力の強くない菌でも激しい炎症を起こし，壊死性腸炎が起こる。これが有名な新生児壊死性腸炎である。

　トリもヒトも母親の糞便が口に入るような環境に育つことが無難なのかもしれない。抗生物質，消毒剤の使用の多さや日本人の清潔志向が世界のどの国に比べてもこれ以上清潔な国はないと思う。

　獲得免疫を担当する免疫細胞群は生まれながらにして，その働きを身につけているわけではない。兵士や警察官が訓練なしにすぐれた働きができないように，免疫細胞群は常に訓練が必要である。わが国のような清潔な国では訓練の場所と機会が少なく，体が本来もっている免疫システムを弱体化させてしまったのではないだろうか。

7．レセプター（受容体）

　ウイルスはどうやって細胞に入り込むのだろうか。ウイルスは生きた細胞の中でしか生活できない。また，細胞ならどんな細胞でもいいと言うわけではない。

ウイルスが細胞に侵入するにはまず「吸着」から始まる。細胞の表面には「レセプター（受容体）」と言う一種の鍵穴のようなものがあって，それに合う鍵をもったウイルスしか細胞内に入ることができない。したがって，細胞の鍵穴とウイルスの鍵が合えば，ウイルスは細胞内に侵入することができる。

気管と肺を狙うものは，インフルエンザウイルスで，性器をターゲットとするものに性器ウイルスがある。また，肝臓をターゲットにするものが肝炎ウイルスで，現在 A，B，C，D，E，G，TT の7型があり，B 型と C 型は肝癌になる割合が多い。

8．食中毒における疫学調査の重要性
　～なぜアメリカでは感染源が特定できるのか～

アメリカ最大の O157 食中毒事件は，1982 年 2 月 5 日に始まり，ワシントン，アイダホ，カリフォルニアと広がっていった。原因はハンバーガー・チェーン店とされた。ハイウェイ沿いにあったため患者は広範囲にわたり，700 人の患者が出た。約 60 人の溶血性尿毒症症候群と 4 人の死者が出た。この時，ワシントン州政府は典型的な患者 16 人を選んで，疫学的にケース・コントロール・スタディーを実施した。年齢，性別，家庭環境，兄弟姉妹の有無，年収，親の職業などありとあらゆる条件を一致させ，患者の近所に住む健康な人を 16 人選んで，計 32 人の 3 日間の喫食調査を実施し，75％の確率で，シアトル郊外のハンバーガー店が問題だとワシントン州政府は公表した。ハンバーガー店にリコールを勧告した。リコールは行政命令ではなく，「ハンバーガーの回収を勧める」というものである。このハンバーガーから 12 日後に菌が検出された。もし，12 日間ハンバーガーをリコールしなかったら，さらに 900 人の患者と 5～6 人の死者が出たことになっただろうと報告している[46]。

アメリカでは，疫学調査がきわめて重視される。この事件でワシントン州政府は菌が出る前から，ハンバーガーが原因食であると公表した。疫学的に正しければ，疑わしい食材から菌が出なくても原因食とされることが多い。

1991 年のマサチューセッツ州でのアップルサイダーによる O157 食中毒事件も，1996 年のコネチカット州のアップルサイダー事件でも，アップルサイダーからは O157 は検出されなかったが，疫学的に正しいと判断された。

伝染性疾患の予防には疫学的調査で感染源を絞り込み，流行を広げないためにも，疑わしいものは罰するべきである[46]。

1996 年 7 月の堺市の小・中学校を中心とした 6,000 人を超える患者と 3 人の死者を出した集団食中毒事件について，9 月になって厚生省は疫学調査や菌の DNA パターン分析の結果

から「汚染源，汚染経路は特定できなかったが，原因食材としては，特定の生産施設から一定期間に出荷されたカイワレ大根の可能性が最も高い。」という最終報告を発表し，疫学的に正しいことを証明した。

9．HACCP（Hazard Analysis and Critical Controled Point system）

Hazard Analysis（危害分析），Critical Control Point（重要管理点）の略である。

　原料調達から最終製品の出荷までの全行程を対象とした食品の安全性確保システムである。各行程ごとにポイントを設けて，逐一チェックすることで最終段階で不良品をゼロにするという発想から考えられたものである。もともと，アメリカ航空宇宙局（NASA）で安全な宇宙食を作るために開発されたものである。

　アメリカでは，食肉加工業者を中心に広く採用されているが，わが国ではほとんど採用されていなかったが，O157食中毒事件以来，採用する食品加工業者が多くなってきた。

< coffee break >

・加熱での調理は本当に安全か

　カンピロバクターは熱に弱く60℃，10分以上の加熱で完全に死滅するといわれているが，鶏肉料理による集団食中毒が依然として多い。カンピロバクターは少量でも腸管内で増殖してから食中毒を起こす性質があるので注意が必要である。

　東京都食品衛生調査会の「カンピロバクターの加熱殺菌実験」によると，約3cm四方の塊の鶏肉の中心部にカンピロバクターを1,000〜10,000個を植え付けて，180℃の油で唐揚げをしたところ，中心部の温度は，1分間で96℃で，1分間で菌が一部残り，3分間で全部死滅した。また，160℃，1分間の唐揚げでは，中心部の温度は60℃にしかならなかった。

　以上の実験から，食中毒菌で汚染された食品を殺菌するには，十分な温度と時間をかける必要がある。

1. 引用文献

1) 三輪谷俊夫監修：食中毒の正しい知識．2－3，菜根出版，東京，1993．

2) 丸山　務：日本医事新報　No.3919：2－7，1999．

3) 栗山敦治：日本医事新報　No.3777，37－44，1998．

4) 小花光夫：日本医事新報　No.3870，1－6，1998．

5) 江上不二夫ほか訳：微生物．17－19，白水社，東京，1991．

6) 笹井　務：食の安全マニュアル．79，桐書房，東京，1999．

7) 吉川昌之介：細菌の逆襲．36－40，中公新書，東京，1995．

8) 吉川昌之介：細菌の逆襲．88－90，中公新書，東京，1995．

9) 寺脇良郎：ヘルシスト　127号：24－28，1997．

10) 中原英臣：感染とはどういうことか．102－107，講談社，東京，1995．

11) 坂崎利一：食水系感染症と細菌性食中毒．14－20，中央法規出版，東京，1991．

12) 三輪谷俊夫監修：食中毒の正しい知識．134－140，菜根出版，東京，1991．

13) 吉川昌之介：細菌の逆襲．143－152，中公新書，東京，1995．

14) 三輪谷俊夫監修：食中毒の正しい知識．127－133，菜根出版，東京，1991．

15) 三輪谷俊夫監修：食中毒の正しい知識．120－126，菜根出版，東京，1991．

16) 三輪谷俊夫監修：食中毒の正しい知識．169－173，菜根出版，東京，1991．

17) 竹田美文：日本医事新報　No.3783：1－6，1996．

18) 坂崎利一編集：食水系感染症と細菌性中毒．16－19，中央法規出版，東京，1991．

19) 三輪谷俊夫監修：食中毒の正しいの知識．8－19，菜根出版，東京，1991．

20) 飯田広夫編：食中毒の臨床．58－65，新興医学出版，東京，1987．

21) 三輪谷俊夫監修：食中毒の正しい知識．120－126，菜根出版，東京，1991．

22) 金政泰弘ほか：食中毒の恐怖．64－69，菜根出版，東京，1998．

23) 三輪谷俊夫監修：食中毒の正しい知識．51－56，菜根出版，東京，1991．

24) 笹井　務：食の安全マニュアル．53－59，桐書房，東京，1999．

25) 本田武司ほか：食中毒．44－45，法研，東京，1997．

26) 三輪谷俊夫監修：食中毒の正しい知識．80－83，菜根出版，東京，1991．

27) 三輪谷俊夫監修：食中毒の正しい知識．85－87，菜根出版，東京，1991．

28) 栗山敦治：日本医事新報　No.3978：42－46，2000．

29) 坂崎利一編集：食水系感染症と細菌性食中毒．268－277，中央法規出版，東京，1991．

30) 三輪谷俊夫監修：食中毒の正しい知識．67－69．菜根出版，東京，1991．

31) 金政康弘ほか：食中毒の恐怖．119－121．菜根出版．東京，1998．
32) 三輪谷俊夫監修：食中毒の正しい知識．70－74．菜根出版，東京，1991
33) 金政康弘ほか：食中毒の恐怖．109－112．菜根出版，東京，1998．
34) 村田三紗子：日本医事新報　No. 3919：18－25，1999．
35) 丸山　務：臨牀消化器内科 9：1445－1452，1994．
36) 飯田広夫：食中毒の臨床．19－21，新興医学出版，東京，1987．
37) 中原英臣ほか：感染するとはどういうことか．123－125，講談社，東京，1998．
38) 金政康弘ほか：食中毒の恐怖．101－108，菜根出版，1998．
39) 三輪谷俊夫監修：食中毒の正しい知識．106－110，菜根出版，1991．
40) 島田　馨：治療 78：55－78，1996．
41) 吉川昌之介：日本医事新報　No. 3778，115－116，1996．
42) 生田　哲：ウイルスと感染のしくみ．52－54，日本実業出版社，東京，1996．
43) 長野　敬：ウイルスのしくみと不思議．114－117，公栄社，東京，1997．
44) 吉川昌之介：細菌の逆襲．151－153，中公新書，東京，1995．
45) 中原英臣はか：感染とはどういうことか．164－166，講談社，東京，1995．
46) 田村　佶編集：驚異の科学シリーズ　①　今「食中毒が危ない」．22－24，学習研究社，東京，1997．

2．参考文献

1) 坂崎利一ほか：腸内細菌（上巻・下巻），近代出版，1997．
2) 入交昭一郎はか監修：日本の感染性腸炎　II．菜根出版，
3) 光岡知足：腸内細菌の話．岩波新書，1983．
4) 相川正道ほか：現代の感染症．岩波新書，1997．
5) 太田次郎：細菌の科学．研成社，1996．
6) 木村貞夫はか編集：現代の医微生物学，金原出版，1987．
7) 金政康弘ほか：食中毒の恐怖．菜根出版，1998．
8) 緒方卓郎：ヘリコバクター・ピロリ菌．講談社，1997．
9) 吉川昌之介：細菌に逆襲．中公新書，1995．
10) 長野　敬：ウイルスのしくみと不思議．公栄社，1997．
11) 三輪谷俊夫監修：食中毒の正しい知識．菜根出版，1993．

索 引

A

アセチルコリン…19,45

B

バクテリオファージ…23,52
ビブリオ・コレレ nonO 1…5
ビブリオ・コレレ nonO 1　ナグビブリオ…32
ビブリオ・フルビアーリス…34,35
ビブリオ・ミミカス…34
病原性大腸菌…26
病原性大腸菌 O 157…27
ブドウ球菌…9,44,46,47
ベロ毒素…23,28
ベロ毒素産生性大腸菌…23
ボツリヌス菌…7,9,44,45
ボツリヌス毒素…19,45

C

CT…21
蓄牛…28
チフス菌…16,17
腸炎ビブリオ…7,24,29
腸管凝集性大腸菌…27
腸管出血性大腸菌…7,26,27,28
腸管出血性大腸菌 O 157…27
腸管毒…18,20
腸管付着性大腸菌…27
腸チフス…11
腸内細菌叢…49,51,55

D

大福餅中毒事件…1
毒素型…26
毒素型食中毒…21,44,45
毒素原性大腸菌…23,26

E

$E.coli$ O 157：H 7…27
エイズウイルス…54
衛生状態…47
栄養型…13,14,37
疫学調査…56
液性免疫…14
エキソサイトーシス…15,16,40
易熱性エンテロトキシン…22,23
エクソトキシン…18
エルシニア・エンテロコリチカ…42,43
エルシニア・シュードツベルクローシス…42,43
エルシニア菌…7
エルシニア抗体価…42
エロモナス・キャビア…35
エロモナス・ソブリア…35
エロモナス・ヒドロフィラ…35
エンテロトキシン…20,46
エンドサイトーシス…15,25,40
エンドトキシン…18,20

F

ファージ…23,52
ファージ変換…23,54
複合毒素…18
不顕性感染者…11,28
付着…15
偏性嫌気性菌…38,44

G

外毒素…18,20
芽胞…13
芽胞形成菌…37,44
ギラン・バレー症候群…32
グラム…12
グラム陰性菌…12,20
グラム陽性菌…12

下痢型食中毒…36
下痢原性大腸菌…23,26,27,50
下痢原性毒素…36,37
原核細胞…12
Gb 3…20

H

HACCP…57
H 抗原…51,52
HUS…28
破傷風菌…19
破傷風毒素…18
ハチミツ…46
ヒートショック…13
法定伝染病…8,10
保菌者…28

I

イズシ…44

J

ジフテリア毒素…18
重要管理点…57
受容体…55
常在大腸菌…51
上皮細胞外寄生菌…22

K

化学毒…9
獲得免疫…14
神奈川現象…24,30
神奈川現象陰性菌…24
神奈川現象陽性菌…24
芥子れんこん食中毒…45
感染型…26
感染型食中毒…21
感染型食中毒原因菌…9
感染毒素型…9,10,21
感染様式…14

カンピロバクター…7,31
カンピロバクター・ジェジュニー／コリー…31
記憶性…14
危害分析…57
給食病…39
キラーT細胞…14
クリプトスポリジウム…8,10
クロストリジウム・パーフリンゲンス…38
形質導入…54
ケース・コントロール・スタディー…56
好気性芽胞形成菌…36
高脂血症…20
抗生物質…11,17
抗体…14
好中球…21
小型球形ウイルス…8,10,49
コレラ…11
コレラエンテロトキシン…21
コレラ菌…5,21
コレラ毒素…23
混合型…9
混合型食中毒…10

L

LT…22,23

M

MRSA…25
マクロファージ…21
免疫…14

N

内毒素…18,20
ナグビブリオ…33
乳児ボツリヌス症…46
ネズミチフス菌…40
脳梗塞…20
脳症…25

O

黄色ブドウ球菌…7,24
黄色ブドウ球菌エンテロトキシン…24,25
嘔吐型食中毒…37
嘔吐毒…36,37
O157…7,26,50
O157感染症治療マニュアル…28
O抗原…33,51

P

パラチフス…11
パラチフス菌…16
プラスミド…17,23
プレシオモナス・ジゲロイデス…36
プロファージ…54
ペプチドグリカン…12

R

Rプラスミド…17,23
酪酸…11
旅行者下痢症…26,34
レセプター…55

S

ST…22,23
細菌性食中毒…9
サイクロスポラ…8
催吐作用…48
細胞毒…18,19
細胞免疫…14
サブユニットA…18,24,25
サブユニットB…18,24,25
サルモネラ…7,40
サルモネラ・オラニエンブルグ…6
サルモネラ・チフィムリウム…40
サルモネラ食中毒…55
サルモネラ属菌…16
志賀赤痢菌…23
志賀毒素…23
志賀毒素様毒素…25

自然毒…9
自然免疫…14
出血性大腸炎…25
消化管の解剖生理…5
消化性潰瘍と食中毒…4
食材…6
食材と汚染…6
食中毒原因病原体…8
食中毒症と感染源…7
食中毒の年間発生数…2
食中毒の発生頻度…3
食品衛生法…2,49
シラス干し…29
真核細胞…12
心筋梗塞…20
神経伝達物質…45
神経毒…18,19,45
新生児壊死性腸炎…55
成人T細胞白血病ウイルス…54
生体外（食品内）毒素型…9
生体外毒素型…9,44
赤痢…11
赤痢菌…4
セレウス菌…7,36,37
組織侵入型…9,10,21,26
組織侵入型大腸菌…10,26

T

耐性遺伝子…23
耐性菌…17
耐熱性エンテロトキシン…22,23
耐熱性溶血毒…24,30
単純毒素…18
定着…15
TDH…30
テタノスパスミン…19,45
テタノリジン…19
トウォート…52
トキシンショック症候群…25

U

ウイルス性食中毒…8,10
ウェルシュ菌…7,36,38,39

V

VT…23
VT 1…25
VT 2…25

Y

溶菌…53

溶血性尿毒症症侯群…25, 27, 28
溶血毒…24
溶原菌…54

著者略歴

栗山　敦治
くりやま　あつじ

九州栄養福祉大学客員教授．東筑紫短期大学非常勤講師．

医療法人栗山胃腸科医院理事長．

長崎大学医学部卒業．医学博士．

著書には，「学生のための症例による消化管 X 線診断演習」，「食中毒の基礎知識」，「心臓のしくみと働き」，「免疫とアレルギー」，「実地医家で遭遇する消化管疾患診療の実際」がある．その外に，「プライマリ・ケアにおける急性下痢症の検討」，「感染性腸炎との関連からみた虚血性大腸炎の臨床」，「プライマリ・ケアにおける食中毒の現状」などの消化管感染症の論文が多数ある．

Ⓒ 2001　　　　　　　　　　　　　　　　　第 1 版発行　2001 年 6 月 25 日

栄養士・管理栄養士のための
細菌性食中毒学

定価（本体 1,200 円＋税）　　　著　者　　栗　山　敦　治

　　　　　　　　　　　　　　　発行者　　服　部　秀　夫
　　　　　　　　　　　　　　　発行所　　株式会社 新興医学出版社
　　　　　　　　　　　　　　　〒113-0033　東京都文京区本郷 6-26-8
　　　　　　　　　　　　　　　　電話　03（3816）2853
〈検印廃止〉　　　　　　　　　　FAX　03（3816）2895

印刷　株式会社春恒社　　ISBN 4-88002-292-6　　郵便振替　00120-8-191625

- 本書のおよび CD-ROM（Drill）版の複製権・翻訳権・譲渡権・公衆送信権（送信可能化権を含む）は株式会社新興医学出版社が所有します．
- JCLS ＜㈱日本著作出版権管理システム委託出版物＞
  本書の無断複写は著作権法上での例外を除き禁じられています．複写される場合は，その都度事前に㈱日本著作出版権管理システム（電話 03-3817-5670，FAX 03-3815-8199）の許諾を得て下さい．